心の病は食事で治す

生田 哲
Ikuta Satoshi

PHP新書

JN270063

はじめに

人生の目録を一つ一つ見ていくと、だれにとっても何かが欠けているものだ。その欠けているものが、わたしたちから安定した日常生活を奪うのなら、不幸というほかない。もしあなたが、もっと幸福を実感でき、もっと頭がよくはたらき、もっとよく仕事や生活ができたら、と考えるのなら、願うのをやめて、勇気を持たねばならない。本書は、あなたの人生を変えるために書かれた。

心の病は特別なものではない。その理由の一つは、心の病に苦しむ人があまりに多いからだ。二〇〇二年十月に厚生労働省が発表した統計によると、うつ病（気分障害）による精神科の受診者は年間七十一万人、統合失調症者による受診者は年間七十三万人で、その他の精神疾患を含めると年間に合計二百五十八万人が精神科を受診した。

しかし、精神科以外の内科や心療内科などを受診する人が圧倒的に多いので、心の病に苦しむ人の実数はこの数倍になるだろう。うつ病だけに限っても患者数は五百万人と見積もられている。

もう一つの理由がある。心は、わたしたちが持っている脳という臓器のはたらきによって発生したものであり、心の病は脳のはたらきの不調によって起こることが明らかになっているからだ。

　脳は神経細胞の集まりであり、その一つ一つの神経細胞の内部では、電気信号のかたちで情報が飛び交《か》っている。しかし神経細胞の間は、化学物質である神経伝達物質が流れることで情報をつないでいる。つまり、脳内をかけめぐる伝達物質の種類と量によって、〝心〟が決まるのである。伝達物質の種類と量のバランスがとれた状態が健常であり、バランスの崩れたインバランスの状態が異常で、心の病が発生する。

　このバランスは薬によって回復することができるが、同じことは栄養素によってもできる。というのは、脳、神経細胞、伝達物質、細胞膜は、わたしたちが日頃食べる食物からできているからである。

　この本では、心の病を、薬をできるだけ使わずに、正しい食生活、ビタミン、ミネラル、必須脂肪酸をうまく活用することで治す「分子整合精神医学」という方法を紹介する。

　まず、第一章では、心の病とは脳の不調であり、それが伝達物質のインバランスで発生することを述べる。

　つぎに第二章では、脳を車の運転にたとえ、ブドウ糖が脳のガソリンに相当することを見ていく。良質のガソリンを安定供給することが、脳の快適運転に欠かせないが、それにはどんな食物を食べればいいのかを紹介する。

第三章では、脳内でアミノ酸とミネラルがどのようにはたらくのかを追っていく。そしてアミノ酸こそが心を創る物質であることを明かす。

そして第四章では、不安障害から回復する方法をしめす。不安障害を発生させる生化学的なインバランスを分析し、それぞれの原因への対策を提案する。

最後に第五章では、うつ病を癒す方法を述べる。抗うつ薬といえば、SSRI（選択的セロトニン再取り込み阻害剤）ばかりが使われているが、これはセロトニンという脳内物質の活用を高める効果しかない。うつ病の原因はじつにさまざまである。その原因を分析し、対処法を述べる。

脳内物質のインバランスは薬で正すことができるが、薬には強い副作用がある。薬でできることは栄養素でもできる。しかも栄養素には、毒性がなく、大量摂取しても副作用がほとんどないという利点がある。二十一世紀の医学、とりわけ治療はこの方向に進むべきであると筆者は信じる。

うつ病に苦しみ、薬を飲んでも一向に改善しない人は、セロトニンが不足しているのではなく、単にジャンクフードの食べすぎ、あるいは、ビタミンB群が不足しているだけかもしれない。今、もっとも発展している脳の栄養学である「分子整合精神医学」の成果を知り、イキイキした人生を送っていただきたい。

本書をまとめるにあたって、マリヤクリニック院長の柏崎良子医師から低血糖症についてのご教示をいただいた。深く感謝いたします。そして企画から編集、細部までお世話になったPHP研究所の新書出版部の横田紀彦氏に感謝いたします。

二〇〇五年二月

生田《いくた》　哲《さとし》

おことわり

本書は、読者に心の病を治す方法についての情報を提供するためだけに書かれた。最先端の医学情報を国民に提供すべきであると考えるからだ。

本書で取り上げた栄養素は毒性はきわめて少ないが、それでも援助を求める人は、栄養素や薬、栄養素と薬の相互作用についての十分な知識を持つカウンセラーや医師に相談するように勧める。本書で紹介した食事やサプリメントの提案は処方ではないし、あなたのかかりつけの医師の指導や処方を撤回させるものではない。

著者と出版社は、本書で紹介した食事やサプリメントの提案を実行したときに発生する副作用にかんして一切の責任を持たない。本書に登場する患者の名前は仮名であり、また、症例や患者の名前が実在の人物と似ている場合は、単に偶然のできごとである。

心の病は食事で治す

【目次】

はじめに

第一章　うつ、不安、キレるは食事が原因だった

第二章　脳の快適運転のためにブドウ糖を安定供給する

第三章　アミノ酸こそが心を創る物質である

第四章 心の病を治す①——不安障害の原因と対処法

第五章 心の病を治す②――うつ病の原因と対処法

第一章

うつ、不安、キレるは食事が原因だった

心の病は神秘的なものではなく、脳という臓器の問題である

人生には努力がみのり成果が出るときもあるが、頑張ってもダメなときもある。人生にツキのあるときと、ないときがあるように、頭が冴えて新しいアイディアが浮かぶ日があるかと思えば、集中できず、まともに考えることさえできない日もある。また、気分のよい日もあれば、滅入る日もある。

また、困っている人を助けようという慈悲の心が起こることもあれば、さらに一歩進んで、実際にそれを行動に移す勇気のある日もたまにある。一方、予期せぬ失敗にめげることもある。あるいは、信頼していた人に手酷《ひど》く裏切られ、怒りのあまり敵意や恨みを抱くこともある。極端な場合には、殺意さえ発生することがあるから、危ない。

心は「精神」ともいうが、要するに、わたしたちの「思い」、「考え」、「判断」などのことである。心は、目に見えず、手にとって触れることもできないが、実在する。しかも心はデリケートで、前述したように、些細なことで変わりやすい。コロコロ変わりやすいから、「ココロ」というのかもしれないが、じつは、多くの人が〝心の病〟に苦しんでいる。

まず、心の病とはなにかを明確にしておこう。気分の落ち込みや悲しみ、やる気の出ない

日々がずっとつづくのは、うつ病。はっきりした原因がないのに、どうも気になってしかたがない、安心できないのが、不安障害。何度も手を洗わないと気がすまないなど、馬鹿馬鹿しいと自分でわかっているのだが、あまり意味のないことにこだわるのが、強迫性障害。ありもしないものが見えたり、友だちが自分の悪口を周囲に広めているように思えてならないのが、精神分裂病（統合失調症）である。

ここにあげた、うつ病、不安障害、強迫性障害、統合失調症は、心の病の代表で、現在、自分自身が苦しんでいたり、過去に苦しんだ経験を持つ人は多い。そして家族や親戚にそのような心の病に苦しんでいる人を持つ人を数えれば、国民の半数近くになるはずである。

うつ病が「心のかぜ」と呼ばれるように、わが国にはうつ病者が五百万人いると推定されている。また、統合失調症は、民族や国にかかわらず人口の一パーセントが発症することがわかっているから、わが国には百万人の統合失調症者がいるはずである。心の病は少しも珍しいものではない。

しかし、心（精神）の病については、医師を含めて、一般の人々の持つ知識は驚くほど乏しい。このため、心を病む人（精神病者）への偏見は昔にくらべれば、かなり改善されてきているが、二十一世紀を迎えたわが国でもいまだに根強く残っている。

かつて心を病む人は、悪霊にとり憑《つ》かれた者、あるいは罪人とされ、鎖につながれたこともある。時には見せ物とされ、商売にまでされてきた。また、ある者は、家族によって座敷牢に入れられ、世間から隔離されてきた。ずいぶん酷い扱いをしてきたものである。過去にわたしたち、いわゆる健常者は、精神病者を人間として取り扱ってこなかったのである。わたしたちが心の病について無知であったことが、この悲劇が発生したおもな原因である。

対照的に、身体の病気についての偏見はほとんど見られない。それは、身体の病気について、かなりの知識が蓄積され、それが医師ばかりでなく、一般の人々にも共有されているからである。

心の病から脱却する第一歩は、心の病に対する偏見を捨てることである。そして心の病に対する偏見は、心と脳についての正確な科学知識に乏しいことと、心を神秘的なものと解釈する誤りからくる。

こういうことだ。もし、〝心〟、すなわち〝精神〟を「神から贈られた魂《たましい》」と神秘的に解釈すると、精神病は、神から贈られた魂が病んでいるということになり、それを人間が治すことは無理か、あるいは、神の意思に逆らう冒瀆《ぼうとく》ととられてしまう。

この解釈では心の病は治らないことになってしまうが、幸いなことに、脳科学の発達によって、この解釈が間違っていること、心の病は脳のはたらきの不調によって起こるもので、この不調を正せば治ることが判明している。

脳は食物でできている

脳のはたらきの不調の原因を追跡しなければならないが、その前に、わたしたちの脳がどのようにしてできたのかを考えてみよう。脳科学と遺伝子研究が爆発的に発達したおかげで、今では、こんなことがわかっている。〝精神とは心のことであり、心は、わたしたちが持っている脳という臓器のはたらきによって発生したものである〟

わたしたちの今の脳は、昨日や今日できたものではない。しかも生まれてから、今まではなく、生まれる前から今までのプロセスによってである。ヒトの一生は、誕生してからではなく、一個の受精卵のときにはじまるからである。

こういうことだ。受精卵は遺伝子のはたらきによって分裂をくり返し、母が食べた食物が分解されてできた栄養素をへその緒を通して受け取ることで成長し、やがて赤ん坊として誕生する。その後、家庭、学校、地域で食事をし、学習し、遊ぶことを通して、成長してきたのが、わたしたち人間だ。

このように、母やわたしたちが食物として口から取り入れた栄養素と、学習や経験といった環境が生得《しょうとく》の遺伝子とかかわりあうことによって、生育時の「わたしたちの脳の大まかなところ」ができた。この土台の上に、仕事に就き社会人になってからわたしたちがとった栄養素と環境が生得の遺伝子とかかわりあうことによって、わたしたちの今の脳がつくられている。

脳は、わたしたちが受精卵のころから、栄養素を取り込み、それを脳につくり変え、脳の活動のエネルギー源とすることで成長をつづけてきた。脳は、栄養素が姿を変えたものである。したがって、脳のはたらきを決定する最大の要因は、摂取する栄養素の種類と量、つまり、どんな食物をどれだけ食べるかなのである。

脳を快適に運転する

脳のしくみを車にたとえれば、ブレーキとアクセルを操作することによって車のスピードがコントロールされるように、脳を「興奮させる伝達物質」と「抑制する伝達物質」との微妙なバランスによって、脳の興奮状態が適度に保たれている。そして車のガソリンに相当するのが、脳の唯一のエネルギー源であるブドウ糖（グルコース）だ。

車の運転	心の状態	脳科学による心の病の原因
快適運転 適度な脳の興奮	心の平安 感情の安定	ブドウ糖の安定供給 脳の興奮と抑制のバランス
スピード違反 脳の興奮過剰	不安 パニック 不快感 恐怖	興奮させる伝達物質の過剰 抑制する伝達物質の不足
ノロノロ運転 脳の興奮不足	気分の落ち込み 慢性疲労 うつ病	興奮させる伝達物質の不足 抑制する伝達物質の過剰 ブドウ糖不足 ミネラル不足 必須脂肪酸不足など

表：脳のしくみを車にたとえ、脳科学の視点からとらえた心の状態

たとえば、車のエンジンを全開しつづければオーバーヒートすることがあるように、脳の興奮が過度になれば不安、不快感、恐怖を覚える。逆に、エンジンの吹き上がりが悪いと車が思うように動かないように、脳の興奮が不足すれば、気分が落ち込み、かなしみに襲われ、うつ病が発生する。脳にブドウ糖が欠乏するとエネルギー不足になり、元気が出ない。こうしてうつ病や慢性疲労が発生する。

かといってブドウ糖の供給が多すぎると別の問題が発生する。血糖値が高くなりすぎると(高血糖)、ブドウ糖が毛細血管のなかでかたまりとなって析出《せきしゅつ》してくる。こうして脳の毛細血管が詰まり、そこから先に血液が流れなくなる。これが脳梗塞《のうこうそく》である。こうなると、酸素も

ブドウ糖も届かなくなるから、脳細胞は死んでしまう。

高血糖は脳にきわめて危険だから、正常値に戻すために血糖値を下げねばならない。このために大量のインスリンが膵臓から放出され、今度は逆に、低血糖を引き起こす。これも脳にとって危険な状態で、今度は血糖値を上げるために、副腎からアドレナリンが大量に放出される。このアドレナリンは怒りを発生させるホルモンである。大量のアドレナリンによってあまりに怒ってしまった脳は、もはや正常に機能できないから、ささいなことが原因となってキレてしまうのである。人をキレさせるのは怒りのホルモン、アドレナリンであり、低血糖がおもな原因の一つである。

また、特定のアミノ酸の供給が不十分であれば、「興奮させる伝達物質」あるいは「抑制する伝達物質」のどちらかに不足が生じてしまう。このため、車のスピードが出すぎたり、その反対にノロノロ運転になってしまう。要するに、脳の興奮状態が定まらないのだ。この結果、不安、パニック、うつ病、ムードスイング（気分の激変）など、心の病が発生する。

それから、伝達物質（神経伝達物質）はアミノ酸そのものであったり、あるいは、酵素のはたらきによってアミノ酸から短い工程でつくられる。酵素は生体ですべての化学反応を実行する主役であるから〝生体触媒〟のことである。ここで忘れてはならないのは、酵素がはたらくためには、ビタミン、ミネラル、必須脂肪酸などの栄養素の助けが必要なことだ。このため、ビタミン、ミネラル、必須脂肪酸が不足しても、脳の興奮が定まらず心の病が発生する。とりわけ、ビタミンとミネラルは化学反応を促進する主役である酵素のはたらきに欠かせない脇役であるため、補因子と呼んでいる。

心の病は脳内物質のインバランスによって起こる

心の病は脳のはたらきの不調によって起こり、この不調は、脳内物質のインバランスによって発生する。このインバランスを改善し、再び、バランスをとることができれば、脳は正常な状態にもどる。

この目的で薬が利用されてきた。パキシル、プロザック、ゾロフトなどのSSRI（選択的セロトニン再取り込み阻害剤）は、脳内のセロトニン不足を解消することで、うつ病の症状を抑える。また、リブリウム、バリウム、ザナックスに代表されるベンゾジアゼピン誘導体の抗不安薬（精神安定剤、マイナートランキライザー）は、脳内のギャバ（γ《ガンマ》-アミノ酪酸《らくさん》）という抑制性伝達物質を応援することで、異常な脳の興奮をなだめる。

薬の有効性は証明ずみである。しかし薬は副作用が強く、長期の使用によって効きにくくなる耐性が発生し、つぎに依存症に陥る。そればかりか、ある薬は脳に恒久的なダメージを与えることさえある。

心の病を治すには、脳内物質のバランスを回復すればよい。それを達成するのに、人工の薬を用いるのではなく、ビタミン、ミネラル、アミノ酸、酵素、ホルモン、必須脂肪酸など人体に存在する天然の物質を利用するのである。この考えは「分子整合精神医学」と呼ばれ、最初の提唱者は、故ライナス・ポーリング博士である。

本書は、「分子整合精神医学」の入門書であるとともに、薬をできるだけ使わずに、これらの天然の物質を利用して脳内物質のバランスを回復することによって心の病（脳の病気）を改善できることを紹介する。

つぎに、心の病に苦しむ数人の男女から話を聞いてみよう。

〈喜びを実感できない健次の場合〉

健次（仮名、四十五歳）は、ずっと心に恐れるものを抱いていたが、それを上手に覆い隠して生きてきた。高校を卒業して町工場に就職し、結婚して二人の子どもに恵まれた。生真

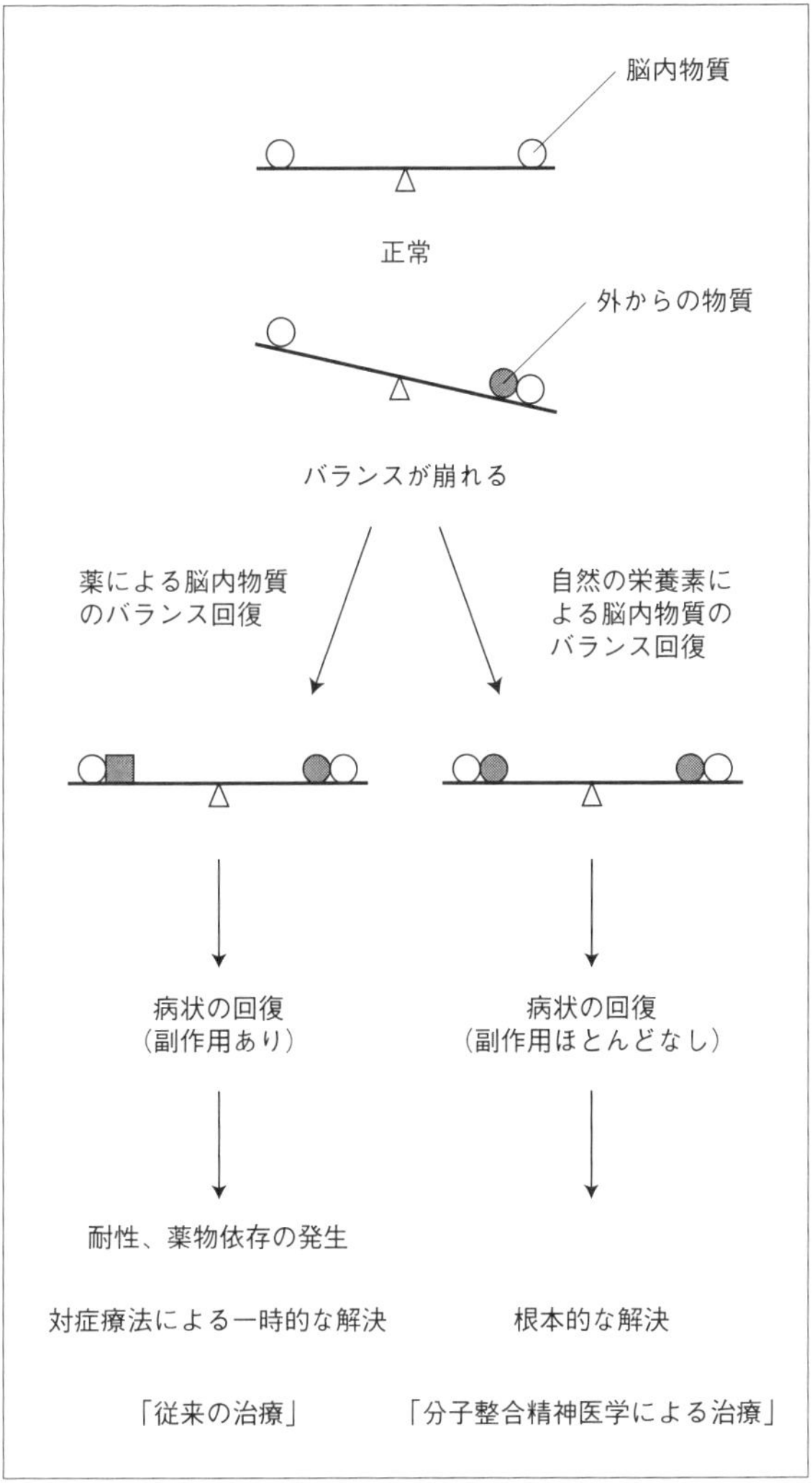

図：従来の心の病の治療と「分子整合精神医学」による心の病の治療

面目な彼は、責任感から家族を支えるために必死ではたらいてきたが、仕事にも家庭生活にも積極的に取り組めなかった。彼は、生きる喜びを実感できないでいた。

そんな欲求不満を解消しようと、毎晩、焼酎のお湯割りを二杯飲んでいた。しばらくの間、これで一時的に気分が高揚し、生きる辛さを忘れることができた。しかし、年ごとに寂しさと悲しが増していき、二杯では気分の高揚が得られなくなり、自然に焼酎の盃を重ねるようになっていった。それでいて、彼は、精神科医の診察を受けることを一度も考えたことはなかった。彼は、人生を暗いものとあきらめていたのである。

〈怒りとイライラでまわりを傷つける順子の場合〉

外資系企業に勤める有能な公認会計士の順子（仮名、三十六歳）は、明るく凛々《りり》しい性格。リーダーシップがあり、攻撃的な性格の彼女を妨げるものはなにもないようだが、あるとき、一人になった彼女は、自分の誤った言葉と行動のせいで周囲の人々を傷つけたことを悔やみ、泣いていた。なぜ自分はこんなに片意地を張って生きているのか、理解できないでいた。

彼女は、自分のきつい言葉とかたくなな態度が夫や子どもを傷つけていることはよく知っていて、この状態から脱出しようと、最初、精神科を訪れ、処方薬を試みたが、服用を中止した。まるで霧がかかったように頭を曇らす薬は、職務の妨げとなると判断したからである。

〈不安のせいで集中できない英治の場合〉

英治（仮名、四十一歳）は、才能ある音楽家だが、感情が不安定なため、もう一歩のところで壁を突き破れないでいる。演奏技術そのものは抜群なのだが、極度の不安のせいで演奏中に心臓が高鳴ってしまうのだ。彼は、エスプレッソコーヒーをガブ飲みするだけでなく、ヘビースモーカーでもある。彼は、感情の著しい変化のせいでエネルギーをすっかり使い果たし、肝心なときには疲れ切ってヘトヘトの状態であった。

これではいけないと思った英治は、心理カウンセリングを受けているが、感情の著しい変化と演奏中の不安といった状況は少しも改善していない。今、彼は、うつと不安を軽減するため、精神科を訪れて処方薬をもらおうかと考えている。彼は、人生をむなしいものと感じていた。

〈慢性疲労で元気のない桂子の場合〉

桂子（仮名、三十七歳）は、大手証券会社でバリバリはたらく実績抜群のキャリアウーマン。しかし三か月前から、理由もなく身体から力が抜けていくのを感じた。それまでシャープだった頭は、半透明の薄い膜でも張ったかのようなどんよりした状態になっていた。あれこれ考えるが、どうどうめぐりで先に進まない。心を一点に集中できないため、仕事も上の空。彼女は、人生がいつも急な登り坂のように思えてならず、人生という戦場でゆっくりと、しかし、確実に負けていくように感じていた。慢性疲労に襲われた彼女は、生きるエネルギーを失いつつあった。

上述した健次、順子、英治、桂子の四人のように、もしかしてあなたは、あなたの不安定な脳のために、元気、気迫、喜び、自信といったあなたの財産を見失っているのではないだろうか。しかし、あなたは、精神科医を訪ねることに抵抗感がある。

また、悩みに苦しむあなたがすぐれた心理カウンセラーと話すだけで、こうした心の問題が解決するという考えは、二十世紀の大間違いである。あなたの惨めな話を心理カウンセラーに聞いてもらっても、それだけでは、あなたの心の病は根本的な解決に向かうことはない。

かつて人間行動は心理的なものとされ、その分析と治療は心理カウンセリングや精神分析が主流であった。しかし一九八〇年以降、アメリカを中心に人間行動を科学によって追跡する研究と治療がはじまり、今では、こんなことが明らかになっている。

○心理的な問題は、ある家族に集中的に発生する。
○脳に物理的なダメージが発生すると、心理や行動に障害となって現れる。
○怒りによる暴力、いわゆるキレることは、脳の異常に高い興奮性から起こる。
○脳内でやりとりされる物質のインバランスによって、うつ病や不安障害などの心の病が発生する。

フロイトは脳科学を指向していた

オーストリアの精神科医ジークムント・フロイトは、精神障害を「心の動き」としてとらえる精神分析学を確立したことで著名だが、もともと彼は精神障害を「脳の問題」としてとらえていた。

一九二七年ころ、彼はこう述べた。「未来には、心を発生させる脳という器官に現れるエネルギーの量とその分布が、物質レベルで説明されるだろう。そして、わたしたちが理解しようと努力している心の障害は、いつの日か、ホルモンやそれに似た物質を服用することで治療できると確信する」。

彼の洞察は正しかった。この予言から八十年近く経過した今、心の病は、脳内物質のバランスが崩れることで発生することがわかっているからだ。すなわち、心の病とは、化学的に混乱した脳が発する苦悩のことであり、心理カウンセリングだけで根本的に解決できるとは、もはや信じられていない。

したがって、心の病の治療は、脳内の失われた物質バランスを回復することで、脳をもとの秩序ある状態にもどすという方向に前進している。この分野のリーダーの一人が、生化学者で精神科医でもあり、「分子整合医学雑誌」を主催するカナダのアブラハム・ホッファー博士である。

彼の研究はこうしてはじまった。一九五〇年代、ナイアシンというビタミン（B_3）が欠乏することによって、ペラグラが発生することが知られていた。ペラグラは、皮膚が荒れ、下痢が起こり、心が混乱し、記憶障害に陥る病気である。ナイアシンを服用すればこの症状から回復するが、もし欠乏を放置しておけば、患者は死ぬ。

ホッファーはペラグラを心の病と見抜いた。慧眼《けいがん》である。そして彼は、ナイアシンの服用でペラグラを予防できることを精神病の患者の治療に応用した。これは、天然の物質が心の病（精神障害）の発生を防ぐことをしめす好例の一つである。

一九六二年、ホッファーは、精神科における最初の二重盲検法を報告した。二重盲検法とは、検定しようとする薬と対照用の偽薬とを医師・患者のどちらにも知らせないようにすることで薬の効きめ（薬効）を客観的に判定しようとするものである。

九十八人の統合失調症者を対象とした試験では、ナイアシンを大量に服用していた患者の再発は三年間で一〇パーセント、自殺者は一人も出なかった。一方、偽薬（プラシーボ）を服用した患者の再発率は五〇パーセントと高く、しかも四人もの自殺者が出た。

また、一九六〇年代にホッファーは、第二次世界大戦中に捕虜となった元兵士二十五人を治療した。彼らは、捕虜となって収容されたことにより、心臓病、恐怖、不安、不眠、うつ病などに苦しんでいたが、こういった症状はナイアシンを大量に服用することでなんとか抑えることができた。

しかも、この捕虜たちの兄弟には、このような症状は全然見られなかったことから、捕虜になったことによる飢餓（栄養失調）と自由を長期間にわたって束縛されるという強いストレスが、心と身体《からだ》に慢性の病気を引き起こしたことが明らかとなった。

栄養素のインバランスで人は発狂する

飢餓状態に長く置かれた捕虜と、食べたいものは何でも食べられる飽食の現代日本に生きるわたしたちの健康に、いったいどんな関係があるのかと疑問に思われるかもしれない。しかし本書を読み進むうちに、栄養素のインバランスが、心のコントロールを失わせ、瞬間的な感情に支配された暴挙や暴力を発生させ、最終的には、発狂にいたらしめることを理解できるはずである。

もちろん、あなたは、自分は飢餓に陥ってなどいない、と主張するに違いない。しかし、それぞれの人の遺伝子の使われ方はかなり異なるため、できてくるタンパク質レベルに個人差が現れるのは避けようのない事実である。

酵素レベル、伝達物質レベル、伝達物質を受け取る受容体レベル、神経細胞レベルは人それぞれ異なるから、これにともない、要求されるビタミンレベル、ミネラルレベル、必須脂肪酸レベルも違うのが、当然である。これが個人の体質である。

あるいは、あなたには栄養素を体内に吸収する際に何らかの欠陥があるかもしれないし、カロリー（エネルギー）だけは高いのだが、ビタミンやミネラルといった微量栄養素が極端に少ない食物のジャンクフード（がらくた食物）、缶コーラ、缶コーヒーを大量に消費する生活をつづけることで、あなたの脳は必要とする栄養素を十分に獲得していないかもしれない。もしそうだと、あなたの栄養状態は、つぎに述べる若者たちとそれほどの違いはない。

第二次世界大戦中、アメリカでは、飢えた難民、強制収容所の生存者、戦争捕虜たちの体力を回復させるための科学的な方法を確立することを目標としたプロジェクトが、ミネソタ大教授で疫学者の故アンセル・キーズを中心に進められていた。

まず、飢餓が心と身体にどんな影響をおよぼすのかを調べねばならない。キーズの飢餓研究に対し、良心的兵役拒否者を出す平和教会として知られるクエーカー教団が協力してくれた。志願者たちはみな立派な博愛の精神の持ち主。キーズは、多くの志願者のなかからは、身体が丈夫で意志の強い有徳の若い男性三十六人を被験者に選んで、六か月間の飢餓研究を実行した。人道的観点から今ならこのような研究が実行できるとは思えないが、当時だからできたのである。

若者たちに与えられた食物は、パン、キャベツ、カブ、ジャガイモ、シリアルに時おり少量の肉類や乳製品のみで、摂取カロリーは通常の半分に抑えられた。六か月間で、肉体的そして精神的な症状がはっきり現われ、しかも症状の多くは実験が終わってもしばらくつづいた。

最初のうち彼らは、持ち前の高度な精神力によって社会性を維持できたが、不快感といらだちは日を追うごとに高まっていき、しだいに団体での活動を避けるようになっていった。そのうちに怒りの爆発が何度も発生し、彼らの多くは深刻なうつ病にかかった。

ある者は精神科への入院を余儀なくされた。別の者はストレスのせいで指を三本ちぎり、また、ある者は抑えられないほど暴力的になった。彼らの多くは、発狂してしまうかもしれないという恐怖感を抱き、別の者は自殺したいと言い出した。

全員が大声で泣きわめき、感情の乱高下は激しかった。時間がたつにつれて、社会性を維持できなくなった。仲間とうまくやっていけなくなり、それぞれが孤立した。彼らの集中力と理解力は著しく低下したが、ＩＱ試験（知能テスト）の成績は落ちなかった。実験が終わってからも、彼らの感情の乱高下はつづいた。ある被験者は、実験の終了直後よりも、さらに否定的な態度になり、うつ病は悪化した。

人工物質の開発に突き進む製薬会社

上述したカナダとアメリカでの研究結果から、こんなことがわかる。すなわち、「感情の不安定さ」という心の病は、栄養失調による脳内物質の不足によって引き起こされた。脳内物質が十分に提供されることによってはじめて、脳が正常にはたらき、感情、行動、考え、判断といった心が安定する。このとき、わたしたちは正気なのである。

ここでいう脳内物質とは、ビタミン、ミネラル、アミノ酸、必須脂肪酸、酵素、β《ベータ》-エンドルフィン、伝達物質などを指すが、その発見は二十世紀の半ばからはじまった。脳内物質の研究の歴史はまだ日が浅いため、今日でも多くの人々は、心の健康は、脳内物質のバランスによって得られるという考えを十分に理解していない。事実、脳内物質がわたしたちの心にどう影響するかということは、二十年前にはほとんど見当のつかない状態であった。

脳の最適な活動に天然の物質が必要であるという認識を持ちはじめている研究者は増えているので、やがて学問の世界に大きな覚醒が起こるはずだが、現実にはまだそうなっていない。それどころか、現代の世界的規模の製薬会社の研究開発は、莫大な利益を獲得するために、天然の物質によって脳内物質のバランスを回復することで心の病を治すという「分子整合精神医学」とは、まったく逆方向に突き進んでいる。

すなわち、製薬会社は、パテント（特許）によって保護される新規で人工的な物質の権利を獲得するために、大学の研究者に多額の研究資金を与えている。パテントによって保護されるのは、新規で人工的な物質だけであり、天然の物質はこの対象外である。パテント化できない、脳や人体に存在する天然の物質の研究開発は、製薬会社にとってまったく利益にならないしくみになっているからである。

残念なことに、人工的につくられた薬は、目的とする効果（薬効）を発揮すると同時に、副作用をもたらす。アメリカの病院で処方された薬の副作用によって、毎年十万六千人もの死者が出ていることを「アメリカ医学協会誌」が報告している。

薬は、生体でつくられ活用されている物質を人工的に真似たものである。こうした薬は天然の物質のはたす役割の一部は代替できるが、役割のすべてを完全に肩代わりすることはできない。そして製薬会社は、パテント化できる道を追求することで世界でもっとも利益率の高い、儲かるビジネスを運営している。製薬会社が天然の物質を医薬として利用する道を追求しないおもな理由は、天然の物質はパテント化できないからなのである。

金儲けを完全に度外視し、科学の発展と人類の福祉のために生きた天才がいる。その代表が、先に紹介したライナス・ポーリング博士だ。一九五四年度のノーベル化学賞と一九六二年度ノーベル平和賞を受賞していた彼が六十代になったとき、人体の生化学物質が本来の機能を発揮できないことが原因で発生する病気に焦点を当て、これを治療する分子整合医学（オルトモレキュラー・メディスン）を提唱した。

「オルト」は「正しい」、「モレキュラー」は「分子」、「メディスン」は「医学」という意味であるから、「オルトモレキュラー・メディスン」を「分子整合医学」あるいは「分子矯正医学」と呼んでいる。

すなわち、分子整合医学とは、その人に適切な生化学にもとづき、人体の細胞にとって最適な生態環境をビタミン、ミネラル、アミノ酸、酵素、ホルモン、必須脂肪酸など人体にもとから存在する天然の物質を利用して回復することをいう。

彼は、「心は、脳の構造そのものの現れである」と明言し、脳内物質のインバランスを分子レベルで正すことで、治療する新しい道を開拓した。彼は、精神疾患を脳の生化学の異常が原因で起こる「分子病」と呼んだ最初の人である。分子整合医学を精神疾患の治療に応用したのが「分子整合精神治療」で、その理論と実践を本書で紹介する。

つぎに、脳内物質の崩れたバランスを是正することで心の病が治った例を二つ紹介しよう。一つは自閉症、もう一つはうつ病であるが、どちらも「分子整合精神医学」で名高いミネソタ州の健康回復センターの所長を務めるジョアン・ラーソン博士の報告である。

自閉症が治った

三歳になるセツは自閉症ぎみで、親からの呼びかけにほとんど反応せず、自分の世界に閉じこもっていた。カウンセラーが週に二度訪問したが、自閉症の改善は見られなかった。このため、セツの父は、健康回復センターを訪問した。

セツの父から相談を受けたラーソン博士は、自閉症児によく効くことで知られる、ビタミンB_6とマグネシウムをサプリメントとしてセツにとらせることを勧めた。その後二週間以内に、院長はセツの父から「セツが他の子どもたちと遊ぶようになった」との嬉しい知らせを電話でもらった。

それから数週間たって、セツの両親はサプリメントをセツに与えるのを中止した。というのは、両親は、カウンセラーのおかげでセツの自閉症が改善したと思ったからである。しかし、この推測が誤りであることが判明するのに、それほどの時間はかからなかった。サプリメントの服用を止めて間もなく、セツに自閉症が再発したからである。すぐに両親はサプリメントの購入に走った。

この子にとって、B_6とマグネシウムは脳内でドーパミンが枯渇するのを防ぐはたらきをした。ほとんどの自閉症児の脳内でドーパミンという伝達物質の枯渇が起こっている。脳内物質のバランスが崩れて、脳のはたらきが狂い、心が病におかされることがわかる。

うつ病が治った

三十七歳のキャロルは、うつ病に苦しんでいた。幸せに結婚し、二人の子どもに恵まれていた彼女だが、ここ数年、気分の落ち込みがだんだんひどくなっていた。家事もおっくうになり、夫との性生活は喜びがなく、ただ義務をはたすためのものであった。

元気のない毎日をすごし、家族との会話もあまりなかった。彼女は一人でいたかったのである。気分を高めようと、毎日、コーヒーをガブ飲みした。

血液検査から、彼女の人体の化学物質に多くの異常が発生していることが判明した。カルシウム、マグネシウム、マンガン、クロム、コバルトなどのミネラルが不足していた。そのうえ、ビタミンB_{12}と葉酸《ようさん》レベルは落ち込み、B_1レベルも低かった。

治療がはじまった。まず、毎日十二グラムのビタミンCにカルシウムとマグネシウムとビタミンB群を加えた栄養液を点滴した。これを五日間つづけ、翌週は三日間の点滴で、それ以後、栄養液を少しずつ減らしていった。そして口からビタミンB群とミネラルのサプリメントをとった。

治療の効果は迅速で喜ばしいものだった。彼女の心身にエネルギーがもどり、生き返った。そして彼女は、コーヒーのカップ数を段階的に減らし、ついに、コーヒーなしに毎日をすごせるようになった。こうして彼女は責任ある家族の一員にもどったのである。気分の落ち込みの程度が軽くなるにつれ、性的興味も湧き、夫にも応えるようになった。

時々、人生の辛さがあまりに重くなって耐えきれなくなったとき、彼女の背中を押してくれる応援部隊として、ビタミンC、B群、ミネラルの点滴が必要になる。しかし、かつてうつ病に苦しんだ婦人は、今、幸せで、やりがいのある人生を送っている。

脳内物質の最適レベルは個人差が大きい

ポーリング博士につづく、もう一人の天才は、ビタミンB群の一つであるパントテン酸(B_5)を発見した、テキサス大教授の故ロジャー・ウイリアムスである。彼のもう一つの発見は、「脳内物質の最適レベルは個人によって大きく異なる」ということである。

要求される脳内物質の最適レベルに個人差があるということは、二人の人が同じだけの一日栄養所要量（ＲＤＡ Recommended Daily Allowance 一日一人当たりの摂取勧告量）を摂取しても、一人は頭の具合が本調子でないが、もう一人は一生を通じて健康そのものということが現実にありえることを意味する。

そうなると、脳内物質のバランスをとるのに必要とする、ビタミン、ミネラル、アミノ酸、必須脂肪酸などの摂取量も個人によって異なることになり、体質によって一日栄養所要量をはるかに超えた摂取量が必要な場合もある。

日本やアメリカでの栄養素の一日栄養所要量は、正常で健康な人を対象に決められた数値である。したがって、病気の人は正常ではない、健康でもないので、この人たちにとって役所が定めた一日栄養所要量は彼らの脳の健康を保証することにはならない。

かつて栄養素といえば、タンパク質、脂質（脂肪）、糖類といった三大栄養素が十分にとれているか、すなわち、摂取総カロリーが十分であるか、ビタミンとミネラルは欠乏していないか、これくらいしか注目されなかった。これを「古典的な栄養学」と呼ぶことにする。

古典的な栄養学が主張してきたのは、病気にならないために必要なビタミンレベルである。しかし、脳を快適に運転するのに必要なビタミンレベルは、それ以上に高いものが求められる。

もっとビタミンを摂取しよう

アフリカでの医療に一生を捧げたアルバート・シュバイツアー博士は、「わたしたち医師にできることは、患者の内側に存在する〝医師〟を助けることだけである」と述べている。身体に傷がついてもしばらくすれば治る。また、だまされたり、裏切られたりすることで発生した心の傷も時間がたてば癒える。わたしたちの人体には、心身の病気を健康な状態に復元する〝自然治癒力〟（シュバイツアーのいう患者の内側に存在する医師）がもともと備わっている。要するに、自然治癒力は人体の内部から湧き出る「命の泉」であり、「生きる力」そのものである。

自然治癒力を最大限に発揮させるには、個人にとって最適な量の栄養素を食物からとっておかねばならない。しかも天然の物質は、薬とくらべるとかなり安全である。そうなると、なぜ、ＦＤＡ（アメリカ健康保健省、日本の厚生労働省に当たる）が、栄養素の一日栄養所要量（ＲＤＡ）を非現実的なほど低く設定したのか不思議に思えてくるが、これは、古典的な栄養失調をなくすという考えにもとづいている。わが国の栄養所要量はアメリカの基準をもとに作成したと言われている。

古典的な栄養失調とは、血液中の栄養素レベルが激減することによって肉体的な症状として現れるもので、その代表は、ビタミンA不足が原因で発生する夜盲症《やもうしょう》（夜に目が見えない）や、ビタミンD不足によって起こるくる病（骨ができるプロセスで最後の石灰化がうまくいかない病気）である。しかし、このように身体にハッキリした症状が現れる栄養失調は、わが国や先進国では稀にしか見られない。

これまで古典的な栄養学は、「栄養素に深刻な不足がなければ、脳への影響はない」と主張してきた。しかし、生化学と脳科学の爆発的な発達によって、栄養素がヒトの脳内でどのように利用され、脳の神経細胞をつくり、それを成長させているのか、これが分子レベルでどんどん解明されてきた。このおかげで、今では、栄養素のごくわずかの不足によって、身体にハッキリした症状が現れるわけではないけれども、脳に悪影響があることが確認されている。

つまり、古典的な栄養学で主張してきたのは、病気にならないために必要な栄養素のレベルである。しかし、脳を快適に運転するのに必要なビタミンレベルは、それ以上が求められる。栄養素の一日栄養所要量とは、病気でない程度に健康を保つのに必要な栄養素の量のように思えてならない。

天然の物質はどれほど安全なのか

薬が危険で、天然の物質が安全というが、では、天然の物質は絶対に安全なのかと疑問を抱くだろう。もちろん、この世に絶対に安全な物質は存在しない。カフェインでさえ一〇グラムも一度に摂取すれば死ぬ。水でも使い方によっては人を殺せる。だから、ここでいう天然物の安全性とは、人工の薬にくらべれば、天然の物質はきわめて安全の度合いが高いということである。

一日栄養所要量をはるかに超えた栄養素を摂取すれば、毒性や副作用が現れるのだろうか。確かに、医学雑誌やマスコミでは、そのような事件が大きく報道されることがある。しかし、その報道にはかなりの片寄りがある。

たとえば、誤ってビタミンAの錠剤を一瓶全部食べてしまった幼児が、吐き気をもよおしたり、頭痛を起こし、病院で治療を受けて家に帰ったとしよう。これを新聞は「ビタミンA中毒」と報道する。しかし、毎日、幼児はアスピリン中毒で死んでいるが、このことは報道されない。

わたしたちの人体にもともと存在する物質の毒性は、薬のそれにくらべて格段に低い。とりわけ処方薬の毒性は強く、時には、致死量に近いレベルまで処方されている。

ある四十代の婦人は、処方薬の服用によって心と身体がボロボロになる不安感と恐怖感にかられている。というのは、彼女には内科医と精神科医から合計十種類の処方薬が出されているからである。ある薬には依存性があり、また、別の薬は併用する薬との相乗作用を考慮すると、致死量近くになってしまう。

こんなに多くの薬を処方するのは、ある薬によって発生する副作用を抑えるために、別の薬を処方しているからである。まるでモグラ叩きのようだ。薬という毒物を毎日摂取することで健康を系統的にしかも効率よく悪化させているのだが、このことを本能が恐怖という形をとって彼女に警告を発しているように思えてならない。

脳内ヒスタミンレベルのインバランスで、統合失調症が発生する

ここで脳内物質のインバランスが心の病の原因になっていることをしめす、ニュージャージー精神研究所のカール・ファイファー博士の研究を紹介しよう。彼は、化学で博士号を取

得したが、医学への道を歩み、医師として活躍し、栄養素と心の病の関係を確立させるのに大きく貢献した人である。

一九六〇年代に、統合失調症者の血液検査を行っていたファイファー博士は、患者のヒスタミンレベルが異常に高いことに気づいた。そこでヒスタミンレベルと症状を観察したところ、患者の症状が改善されるにつれて、ヒスタミンレベルが下がった。

一方、血液中のヒスタミンレベルが非常に低い統合失調症者では、ありもしないことを本当だと思い込む妄想と、この世の現実にはありえないものを見る幻覚が発生していた。すなわち、ヒスタミンレベルが高すぎるか、低すぎることによって、心の病や神経の異常な興奮が発生していたのである。

そこで彼は得意の化学の知識を総動員し、どの脳内物質がヒスタミンを増やしたり減らしたりするかを調べるとつぎのことが明らかとなった。

低ヒスタミンは銅の過剰によって発生する。そこで銅の過剰を抑えるために、ビタミンCとナイアシン（B_3）を投与したところ、ヒスタミンを正常範囲内におさめることができた。高ヒスタミンの患者にビタミンCとナイアシンを投与しても、効果はなかった。しかしカルシウムを投与すると、ヒスタミンレベルが下がり、症状は改善した。

それから四十年がすぎた。精神科医たちは、クリニックを訪ねる患者の血液中のヒスタミンレベルを調べているのかというと、残念ながらそうではない。

脳の活動を最適にする土台は、一度崩れた脳内物質のバランスを再構築することである。脳内物質のバランスを再構築する機能を〝ホメオスタシス〟と呼んでいる。心の健康を獲得するために用いられる薬の役割は、脳内物質のバランスが再構築されるまでのごく短期間に限られるべきなのである。

もし医師が、抗不安薬の処方箋を書く前に、このような生化学的なインバランスを探したら、精神病院でこれほど多くの患者が、リブリウム、バリウム、ザナックスなどの抗不安薬によって依存症になり、長期にわたる禁断症状に苦しむことはなかったであろう。

脳に大切な脂肪

一九七〇年代になると、わたしたちの健全な心にとって欠かすことのできない物質への理解がさらに深まった。そんな物質の一つが必須脂肪酸のオメガ3とオメガ6から脳内でつくられるプロスタグランジンで、ホルモンのようにはたらくことで、脳と身体をつなぐ神経ネットワーク全体をコントロールしている。

とりわけ、プロスタグランジンE1（PGE1）が大事だ。もしこれが不足すると、コレステロールの生産が高まり、糖尿病が起こりやすくなり、慢性関節リウマチ、全身性エリテマトーデス、アレルギーなどの自己免疫疾患の発症リスクが格段に高まり、うつ病にもかかりやすくなる。

PGE1レベルを正常化することで、自殺願望を持つうつ病者が一週間以内に回復した例が報告されている。また、必須脂肪酸と多動（落ち着きがなく、動きまわること）には密接な関係があることも判明している。

モントリオールの革新的医療センターの故リチャード・ホロビン博士は、多動児の治療についてこう報告している。二十人の多動児を治療し、その三分の二に大きな効果があった。教室での行動があまりにひどいという理由で、学校側から退学を迫られていた一人の児童に、学校側には知らせずに、ポリジ油（γ-リノレン酸、GLAと簡略する）を食べさせた。

二週間後、GLA療法が施されていることを知らされていなかった教師は、その児童の両親に電話で「わたしは、三十年間の教師生活でこれほど劇的な子どもの行動の改善を見たことがありません」と伝えた。

心を創る物質アミノ酸

そして一九八〇年代には、もう一つの栄養素であるアミノ酸についての知識が爆発的に膨らんだ。こういうことだ。伝達物質が脳内の神経ネットワークをかけめぐることで、記憶、感情、考え、判断といった心が生まれる。どんな種類の伝達物質が、どれだけの量、脳のどの箇所をかけめぐるかによって、喜び、怒り、愛し、苦しむという感情が生まれる。人間の心、言葉、行動は、脳内の伝達物質の流れ具合によって決まるのである。

伝達物質のバランスがとれていることによって、健全な心が発生し、維持できている。この伝達物質はアミノ酸そのものであったり、脳内でアミノ酸から短い工程でつくられている。しかも多くの場合、脳内のアミノ酸レベルは血液検査で測定できるので、もし不足していれば、食物やサプリメントから効率よく補うことができる。

精神科での治療を目的としたアミノ酸の研究は画期的であるから、この分野が発展しそうなものだが、現実はそうはなっていない。これは、アミノ酸は自然がつくったもので、人工物ではないから、製薬会社はパテントを取得することができず、超高価格で販売することができないためであろう。アミノ酸の秘密を追跡してもカネにならないので、アミノ酸そのものの脳内でのはたらきを追究する研究者はあまりいないのが現実である。

セロトニンをつくらないが、効率よく使うＳＳＲＩ

しかし、アミノ酸に似た物質の研究は非常に盛んだ。現代の製薬企業では、脳内におけるアミノ酸のはたらきを真似する〝人工物質〟をつくることを〝創薬〟と呼び、人工物質の発明者には昇進と報奨金が与えられている。

例をあげて説明しよう。うつ病には、脳内のセロトニンという伝達物質が不足することが原因となって発生するものがある。このタイプのうつ病の症状を改善するために、脳内に存在するセロトニンをより効率的に使う、パキシル、ルボックス（デプロメール）、プロザックといったＳＳＲＩ（選択的セロトニン再取り込み阻害剤）と呼ばれる抗うつ薬がアメリカでもわが国でも飛ぶように売れている。じつに、二〇〇一年度のわが国の抗うつ薬の売り上げは五百億円近いが、その八五パーセントがＳＳＲＩで占められている。

では、ＳＳＲＩはどんなはたらきをするのか。まず、神経細胞を刺激して、その末端からセロトニンを放出するスピードを上げる。しかも放出されたセロトニンが、「再取り込み」によって神経細胞に連れもどされるのを防ぐ。このため、脳内のセロトニンがいっそう効率よく使われる。

セロトニンを十分に供給することによってうつ病を防ぐという自然が行っていることを、ＳＳＲＩという薬によって人工的に創出したのである。人間の知恵は見事だ。

しかし、である。天然のアミノ酸であるトリプトファンをとれば、脳はこれを酵素のはたらきでセロトニンに変換する。これが自然の設計である。残念なことに、多くのうつ病は、セロトニンを放出するしくみはうまく機能しているが、そもそも脳内にセロトニンが十分に存在しないことによって発生する。しかもＳＳＲＩはセロトニンをつくることも、他の物質を助けることによってセロトニンを増やすこともできない。

脳内のセロトニンが不足するのは、ストレス、体質（これは遺伝子の影響が強い）、貧弱な栄養素、アルコール、薬、毒物などによって、トリプトファンからセロトニンへの変換を妨げられているからだ。たとえば、食事からのトリプトファン摂取の減少や、ビタミンとミネラルの不足によってトリプトファンをつくる酵素が機能しないことが原因で、セロトニン不足になる。

また、多くの研究から、摂取するトリプトファンの他のアミノ酸に対する比率が低下すると、自殺、うつ病、暴力が増加することも判明している。そしてＳＳＲＩの服用によって、イライラ、暴力、自殺など、多くの不幸な出来事が発生してきた。これらはＳＳＲＩの副作用と疑われている（第五章で述べる）。

しかもＳＳＲＩによってこんな皮肉なことが脳内で起こる。ＳＳＲＩによって発生したセロトニン過剰を克服するため、セロトニン受容体が劇的に減少していたのである。おそらく、セロトニン受容体は枯渇したのだろう。しかし、この損失は一時的なものなのか、それとも恒久的なものかは、だれにもわからない。

それなら製薬会社が雇っている優秀なサイエンティスト（博士号を取得した研究者を指す）に研究させればいいようなものだが、製薬会社は、この問題を決して追跡しない、ましてや論文が発表されることもない。それは、もし受容体の損失が不可逆的（後もどりできない変化）であることが判明すれば、訴訟が洪水のごとく迫ることがわかりきっているからである。

感情を安定させる基礎フォーミュラ

国民皆保険によってだれでも気軽に診察を受けられる制度のため、日本人の医者通い、薬好きは世界でも突出している。ＯＥＣＤ（経済協力開発機構）が二〇〇三年に発表した「図表で見る医療」によれば、日本は一年間に医者に通う回数は国民一人平均一四・四回と堂々の第一位で、アメリカの約二倍にも達していた。

アメリカでは人口の半分にあたる一億四千万人が処方薬を服用している。わが国の統計は持ち合わせていないが、薬好きで知られる日本人は彼ら以上に処方薬を服用しているはずである。だから、わが国では低く見積もって人口の半分、すなわち、六千万人が日常的に処方薬を服用しているだろう。

まず、薬を摂取することによって、栄養素の吸収と排泄のスピードが変わるから、特定の栄養素が不足するかもしれない。多くの日本人は、栄養バランスを欠いた食事をとっている。しかも一日栄養所要量は、たとえば、健常人がビタミンC欠乏による壊血病、ビタミンB_1欠乏による脚気《かっけ》にかからないために設定されたレベルである。したがって、一日栄養所要量というのは、うつ病、不安、痴呆、統合失調症などに苦しむ人のことはまったく考慮されないで設定されたものである。

要するに、一日栄養所要量はあくまでも「健常で平均的な人」を対象にしたもので、病気に苦しむ人の一日栄養所要量はまだ研究されていないのである。

高脂肪で甘い食物を頻繁に口にするようになった日本人は、わたしたちが思っている以上に栄養素不足に陥っている。ビタミン、ミネラル、アミノ酸、必須脂肪酸は、相互作用することによってはじめて本来の役割をはたすことができる。他の栄養素から独立して単独ではたらく栄養素は、存在しない。

栄養素不足を補正するために、まず、「感情を安定させる基礎フォーミュラ」からはじめ、つぎに、必要に応じて、効果的な天然の物質を追加するのがよい。

それから、ビタミン、ミネラル、必須脂肪酸など多くのサプリメントは、服用を開始してから最大の効果が現れるまで平均して一〜三か月かかる。自然が何かをするには定められた時間を要する。

たとえば、ヒトの赤ん坊が誕生するのに九か月かかる。月は地球を二十四時間で一周する。同じように天然の物質（サプリメント）が人間の体内で効果を発揮するのには三十日から九十日かかるのである。それでも、不足している栄養素を補給することで脳内物質のバランスを微調整すれば、健全な心を獲得し維持することができる。

「感情を安定させる基礎フォーミュラ」は、マルチビタミンとマルチミネラルである。これらを十分にとることで、酵素をはたらかせ、三大栄養素が化学反応によってつぎつぎと姿を変えていく代謝を円滑に進めることができる。現在、心身ともに健康な人も、マルチビタミンとマルチミネラルのサプリメントを脳を快適に運転するための「保険」として利用するのがよい。

○マルチビタミン

マルチビタミンとしてとってほしいのは、ビタミンB群、C、イノシトール、コリンだ。

ビタミンB群は、ブドウ糖から生体のエネルギー通貨であるATP（アデノシン三リン酸）をつくり出すのに欠かせない。だからB群不足は、脳に〝ガス欠〟という深刻な問題を引き起こす。顕著なものをあげておこう。

B_1（チアミン）　B_1が不足すると、手足の感覚のマヒやしびれ、記憶喪失、心の混乱、頭痛、集中力の低下といった障害が発生する。欠乏が深刻になった場合、末梢神経がおかされると脚気になり、脳がおかされるとウエルニッケ脳症が発生する。英語で脚気のことを「ベリベリ」という。この語源は、ジャワ語でヒツジを指す「ベリ」である。これは、脚気にかかると歩き方がヒツジのようになることに由来する。ウエルニッケ脳症では、記憶喪失と心の混乱が起こり、病気になる前のことはしっかり覚えているが、病気になった後の新しいことが定着しない前方向性健忘という記憶障害が起こる。

ナイアシン（ニコチン酸、ニコチン酸アミド、B_3）　ナイアシン研究のパイオニアであるアブラハム・ホッファー博士は、不安障害の症状は、軽度のナイアシン欠乏症（無症状のペラグラ）と非常によく似ていると指摘している。その症状は、うつ状態、疲労、心配、頭痛、多動、不眠である。

B_6（ピリドキシン）　ヒトの全酵素二千二百種類のうち、B_6は百種類の酵素の補酵素になっている。すべてのアミノ酸の代謝にかかわり、アミノ酸から伝達物質をつくるのにも欠かせない。たとえば、セロトニン、ドーパミン、アドレナリン、ヒスタミンといった生理活性アミンと呼ばれる伝達物質は、アミノ酸から二酸化炭素を取り除く脱炭酸反応によってできるが、B_6がこの反応を手助けする。また、安定した免疫力を保つのにもB_6は必要である。

もしB_6が十分に供給されなければ、生理活性アミンが脳内に不足するため、心配、イライラ、不安がつのり、神経質になる。さらに不足が深刻になると、けいれんが起こり、重度の不安から不眠に陥り、やがて疲弊してうつ病にかかる。

パントテン酸（B₅）　ストレスを受けると、副腎からアドレナリンやコルチゾールといったホルモンが放出されてストレスに対抗する。アドレナリンやコルチゾールをつくるには、パントテン酸とビタミンCが必要だ。このため、パントテン酸とビタミンCは「抗ストレスビタミン」と呼ばれている。

しかもパントテン酸はコエンザイムA（補酵素A）の原料になり、百四十種類以上の酵素の補酵素になっている。パントテン酸は記憶に重要なはたらきをするアセチルコリンの合成にも欠かせない。

健康回復センターのラーソン博士は著書の中でこう述べている。研究を目的に囚人の志願者の同意を得て、パントテン酸の欠乏した食事を与えたところ、彼らは、イライラ、落ち込み、緊張、めまい、不機嫌、言い争いを頻発するようになった。しかし、食事にパントテン酸を添加したところ、この症状はすべて消失した。

葉酸　葉酸がやや不足すると、心の不安定、頭痛、気落ち、疲労が起こる。深刻な不足の場合、エネルギーが不十分になるため、身体に力が入らず、心も無気力となり、性欲の減退が顕著《けんちょ》になる。

B_{12}（シアノコバラミン）　B_{12}がやや不足すると、集中力と記憶力が落ちる。さらに深刻に不足すると精神障害を起こす。五十歳を越えると、B_{12}の吸収力が低下するから、要注意。

ビタミンC　ビタミンCはパントテン酸と並ぶ「抗ストレスビタミン」。そしてビタミンCは血管、皮膚、粘膜、骨を丈夫にする。また、かぜウイルスやインフルエンザウイルスの増殖を妨げるので、予防につながる。

イノシトール　イノシトールは、セロトニンとアセチルコリンの適切なはたらきに欠かせない。不足するとうつ病を引き起こす。それからイノシトールは、強迫性障害やパニック障害を止める効果があることが知られている。

強迫性障害は、馬鹿馬鹿しいと自分でわかっているのだが、あまり意味のないことにこだわる心の病である。そしてパニック障害は、ある日、突然、強いめまい、動悸、不快感などに襲われる発作を指す。

薬と異なり、イノシトールは水溶性ビタミンであるため、副作用は見られない。

化学名		成人の1日摂取量
ビタミンA(βカロチンから)		3〜15mg(5,000〜25,000 I.U.)
ビタミンD		2.5〜10μg(100〜400 I.U.)
ビタミンE(トコフェロール)		100〜800mg(100〜800 I.U.)※1
ビタミンC(アスコルビン酸)		100〜1,000mg ※2
ビタミンB_1(チアミン)		10〜100mg
ビタミンB_2(リボフラビン)		10〜50mg
ナイアシンアミド(B_3)		10〜100mg
ビタミンB_6(ピリドキシン)		25〜100mg
ビオチン		100〜300mg
パントテン酸(B_5)		25〜100mg
葉酸		400μg
ビタミンB_{12}(シアノコバラミン)		400μg
コリン		10〜100mg
イノシトール		10〜100mg
ホウ素	B	1〜6mg
カルシウム	Ca	250〜1,250mg
クロム	Cr	200〜400μg
銅	Cu	1〜2mg
ヨウ素	I	50〜150μg
鉄	Fe	15〜30mg
マグネシウム	Mg	250〜500mg
マンガン	Mn	10〜15mg
モリブデン	Mo	10〜25μg
カリウム	K	200〜500mg
セレン	Se	100〜200μg
ケイ素	Si	1〜25mg
バナジウム	V	50〜100μg
亜鉛	Zn	15〜45mg

※1 ビタミンEを別途にとるほうがマルチビタミンでとるよりも安価

※2 ビタミンCを別途にとるほうがマルチビタミンでとるよりも安価

表：感情を安定させる基礎フォーミュラ

コリン　学習能力を改善し、記憶障害の発生を防ぐ。コリンはパントテン酸と協力して記憶物質アセチルコリンをつくる。

○マルチミネラル

ミネラルも心を変えるはたらきがある。クロムは血糖値をコントロールする。これはクロムがインスリンと協力してはたらき、細胞に血液中のブドウ糖を取り込ませる効果による。だから、もしクロムが不足すると、高血糖になり、脳の回転が悪くなり、記憶力が落ちる。

　亜鉛が不足すると、舌の味細胞《みさいぼう》の生産が低下するため、味覚異常が発生する。また、亜鉛は、成長ホルモン、インスリン、性ホルモンの正常なはたらきにも欠かせない。亜鉛とB_6がともに不足するのは、尿中にピロールが大量に排泄されるピロルリアという病気に顕著であり、このとき、卵巣や精巣の活動が低下する。

　鉄の役割は、酸素を細胞に運ぶことによって栄養素を酵素で効率よく燃焼し、大量のエネルギーを生産し、ＡＴＰという形で蓄積することだ。だからもし鉄が不足すると、記憶力や集中力の低下、うつ病が発生する。

マグネシウムは生体のエネルギー通貨ＡＴＰ、遺伝子ＤＮＡの構成成分であるだけでなく、エネルギー生産にもかかわっている。このため、マグネシウムの不足は、脳の疲労、うつ病、不安、不眠、震えを引き起こす。

第二章

脳の快適運転のためにブドウ糖を安定供給する

ブドウ糖は脳のガソリンだ

筆者がアメリカで研究生活をはじめたころの話だ。クリスマスも近いある日、みんなで昼食をレストランで食べることになり、わたしは高速道路を快調に走った。目的地に近づき、高速道路の出口にさしかかった途端、急に、車のスピードが落ちた。急いでアクセルを踏んだが、車はノロノロと十五メートルほど進むと、ついに、まったく動かなくなった。

仲間の一人は彼の運転してきた車から降りて、動かなくなった車を調べてくれた。筆者は何が原因で車が動かなくなったのか皆目見当がつかなかったが、彼は、〝ガス欠〟であることを発見するやいなや、よほど呆れたのか、急に冷ややかな態度になって車で走り去ってしまった。

この話を聞いたのだろうか。レストランからかけつけてくれた大学院生がガソリンを持ってきてくれたので、急場をしのぐことができた。再び走り出した車のなかで、「車はガソリンで走るのです」といった友だちの一言が忘れられない。

本来なら快調に走る車でも、ガソリンがなければ全然動かない。同じように、わたしたちはブドウ糖をエネルギー源にして考え、笑い、泣き、歩き、走るのである。もしブドウ糖の脳への供給が数分でも断たれれば、わたしたちは心のない植物のようになってしまう。

もし血液が脳に十分に流れなければ、脳は致命的かつ永続的なダメージを受ける。たとえ血液が脳に十分に流れていても、その血液に溶けているブドウ糖（血糖値）が不足すれば、脳は正常に機能しない。

脳にブドウ糖を安定的に供給することは、わたしたちにとって死活問題である。だから、人体を流れる血液中のブドウ糖レベルは、インスリンという膵臓から分泌されるホルモンによって常に一定の範囲内に保たれている。

その血糖値は、血液一〇〇ミリリットル中に溶けているブドウ糖をミリグラム数で表現したもので、正常な血糖値の範囲は六〇～一六〇である。

血糖値が高くなれば、エネルギー豊富だから、気分が高揚する。しかし血糖値が下がると、空腹感や脱力感に襲われるだけでなく、脳がガス欠状態になるから、脳がはたらかず、眠くなり、あくびが出てくる。記憶力も理解力も低下する。

この血糖値が五〇以下にまで低下する人がたまにいる。これが〝低血糖症〟である。また、ブドウ糖を摂取して一時間以内に血糖値が五〇以上低下した場合や、絶食時の血糖値より二〇以上下がった場合も〝低血糖症〟と診断される。

低血糖という現象は、糖尿病で血糖値を下げる薬を飲んだり、インスリンを注射している人が誤って大量に注射したときにしばしば発生することは、よく知られている。しかし糖尿病でなくとも、血糖値が高血糖と低血糖の間を乱高下する人は、かなりいる。これが〝食原性の低血糖症〟で、本書で取り上げているものだ。血糖値がこのように乱高下する低血糖症の人には、イライラ、怒り、眠気、疲労感、うつなどの症状が現れる。

〝低血糖症〟は欧米では長い間、医師から病気と認められずにいた。このため、患者は放置されたままでいたが、「分子整合精神医学」の医師たちを中心にこの病気への理解が深まり、患者への援助の手がさしのべられつつある。

医療が欧米より数年ほど遅れているわが国ではどうかというと、低血糖症は糖尿病者だけに発生すると信じられているため、残念ながら、この病気は医師たちにまったくと言っていいほど認知されていない。だから、病院を訪れても、うつ病やその他の病気と診断され、症状を抑えるための薬が処方されている。

しかし低血糖症は、その症状こそうつ病に酷似しているものの、両者の原因は異なる。元気がないから、うつ病と診断され、抗うつ薬が処方されるだろう。しかし、低血糖症の人がいくら抗うつ薬を服用しても一向に効果は現れないばかりか、むしろ抗うつ薬という毒物を摂取して、まず肝臓を傷め、つづいて心身を弱めているという不幸な現実がある。

千葉県稲毛市のマリヤクリニックは、低血糖症の診断と治療ができる日本で最初の診療所である。院長の柏崎良子医師は、医学部の学生時代に精神的な不安定、脱力感、うつ病で苦しんでいた経験を持つ。さまざまな文献を調べ、低血糖症という病気の存在を知り、自分がこの病気にあてはまることを認識するにいたった。アメリカには数千万人の患者がいると推定されている。

一九八八年からマリヤクリニックには全国から低血糖症の疑いを持った患者が、毎週四〜五人、検査を受けにやってくる。その総数は現在までに約一千人以上に達し、そのうちの九五パーセント以上が低血糖症と診断された。

血糖値の乱高下で気分が不安定になり疲れる

つぎに、低血糖症に苦しんだ経験のある男女から話を聞いてみよう。

トニーは毎日コーラを六缶も飲み、アイスクリームが大好物。そんな彼は、全身を襲う脱力感、無気力、めまい、震え、不安にさいなまれていたが、まさか、この症状が食習慣と密接に関係しているとは夢にも思わなかった。

しかし病院を訪れ、低血糖症を調べるために五時間にわたるブドウ糖負荷試験（糖負荷試験）を受けたところ、見事なまでに異常な結果が現れた。

最初の正常な絶食時の血糖値からはじまり、血糖値は三十分以内に糖尿病のレベルにまで急激に上昇したかと思えば、そこから一七五ポイントも急降下し、インスリンショックの状態に陥った。そして血糖値が最低になった時点で、めまいがして倒れそうになり、心はすっかり混乱してしまった。しかし、トニーが砂糖や甘い物の摂取を止めたとたんに、彼女を悩ませていた症状はすべて消えた。

ケンはムードスイング（気分の激変）と不安を抑えるために抗うつ薬のプロザックを服用していたが、あまり効かなかった。彼はヘビースモーカーのうえ、コーヒーをガブ飲みし、一日に数本の缶コーラをすすっていた。そんな彼は、心を一点に集中できず、一冊の書物さえ読み通すことのできない状態になっていた。

ケンにつきそって病院を訪れた彼の妻は、彼のムードスイングと心の混乱のために仕事と家庭生活に支障をきたしていることを憂慮していた。甘い物が好物で一日中食べていたケンだが、ちゃんとした食事をとるのは一日のうち夕食時の一回だけであった。

ケンが病院で受けた糖負荷試験の結果はこうだ。血糖値の下降は驚くべきものだった。彼の脳が〝ガソリン〟であるブドウ糖を失ったとき、おなじみの症状が現れた。すなわち、疲労感、頭痛、生気のなさ、震え、動悸、不安、心の混乱などである。

医師は、生活習慣を詳細に検査し、必要であれば食事内容と生活態度を大幅に改めねばならないことを彼に話した。これに納得した彼は、思いきって、カフェイン、砂糖、ニコチンを捨てた。効果はてきめんに現れた。ムードスイングの幅は小さくなり、心の混乱も鎮まった。感情が安定したことが嬉しくてたまらなかった。仕事も順調に進むようになり、家庭に帰ってはよき父親に変身した。

心の平安は、ガソリンであるブドウ糖を脳に安定的に供給してこそ得られる。脳へのブドウ糖の供給が不安定になる現象を低血糖症といい、ムードスイング、心の混乱、脱力感、無気力、めまい、震え、不安、うつなどの症状を引き起こす。

もちろん、血糖値の乱高下は、甘い物を食べたすべての人に起こるのではない。もしだれにでも起こるなら、糖尿病や低血糖症を調べるために七五グラムのブドウ糖を飲む糖負荷試験は臨床検査として使えないことになる。低血糖症の人がこれらの甘い物を食べたときに血糖値の乱高下は起こるのである。それから、低血糖症は、食事をバランスのとれたものに変更し、不足している栄養素をサプリメントで補い、運動、休養を取り入れるなど、生活習慣を改めるならば、著しく改善されることが実証されている。

食物が脳をつくり、動かしている

低血糖症の症状はどのようにして現れるのだろうか。そして、もし現れたらどう対処すればいいのだろうか。これを理解するには、生体で食物がどのように利用されているかを知るのが先決である。

わたしたちが食べた食物はおもにタンパク質、脂肪（脂質）、糖類からできている。これを三大栄養素と呼んでいる。食物が脳に利用されるための第一歩は、胃や腸の酵素によって、タンパク質がアミノ酸に、脂肪が脂肪酸とグリセリンに、糖類がブドウ糖に分解されることである。つぎに、アミノ酸、脂肪酸、ブドウ糖は、腸管から吸収され、血液によって脳に運ばれる。

まず、糖類の消化・吸収からはじめよう。唾液に大量に含まれるアミラーゼという酵素が、パン、御飯、麺類などに含まれているデンプンを麦芽糖に分解する。麦芽糖は糖が二個

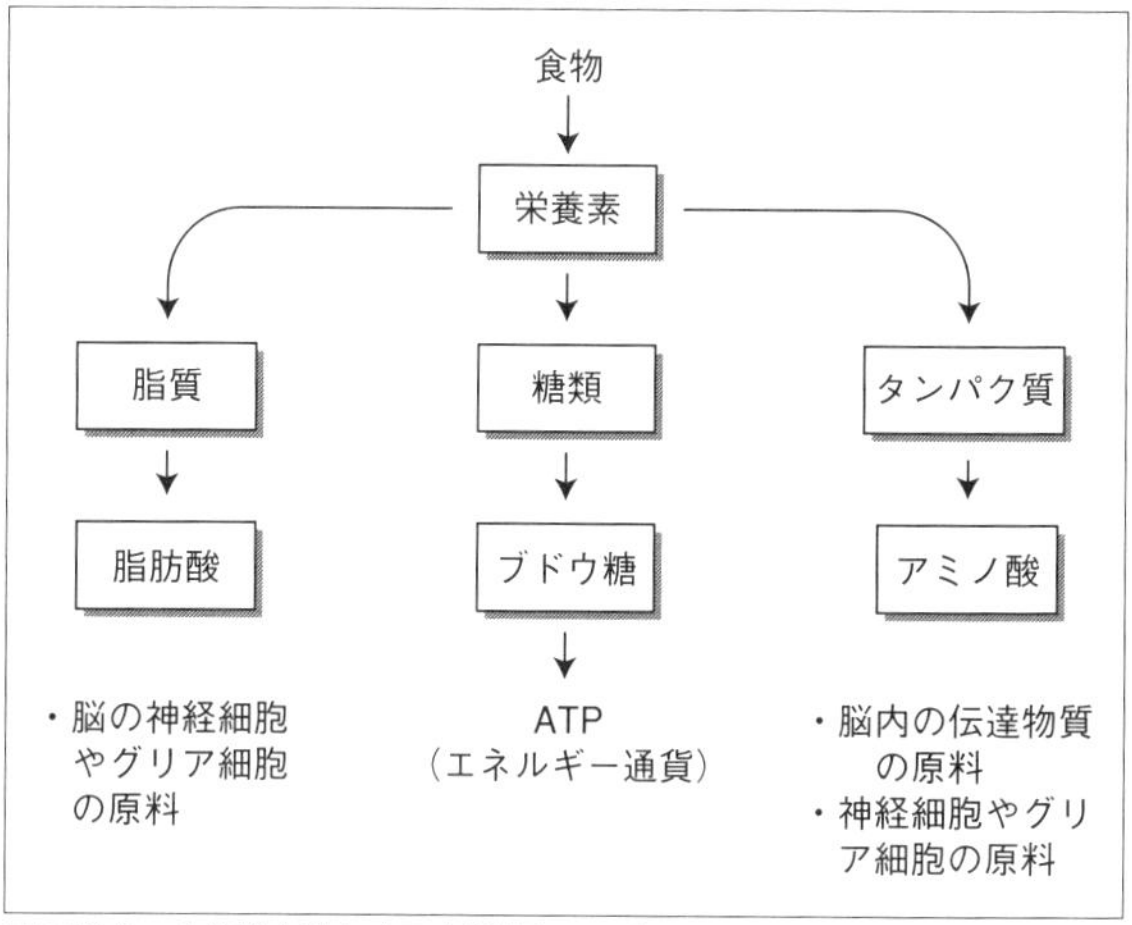

図：脳をつくり脳を動かす三大栄養素のはたらき

くっついてできた〝二糖類〟である。しかし、口のなかでの糖類の分解は二糖類までしか進まない。また、ショ糖（砂糖）や乳糖など他の二糖類も口では分解されない。

胃では酸性が強すぎるため、アミラーゼがはたらかない。結局、すべての二糖類が小腸にやってくるが、ここで吸収できるのは一個の糖でできた〝単糖類〟だけである。そこで、麦芽糖、ショ糖、乳糖などの二糖類は小腸の酵素によって単糖類に分解され、腸管から吸収される。

これらの単糖類は、血液によって肝臓に運ばれてブドウ糖に変換され、その一部が肝臓にグリコーゲン（ブドウ糖が長くつながってできた物質で貯蔵型のブドウ糖と思えばよい）として蓄えられるほか、大部分は血液によって脳を含めた全身をまわる。このブドウ糖は、身体の各部の細胞で酸素とくっついて燃焼する。このときに発生するエネルギーがＡＴＰ（アデノシン三リン酸）という形で人体に蓄えられている。このＡＴＰは何をするのか。

人体ではこんなことが起こっている。筋肉を動かす、疲労物質の乳酸をピルビン酸に酸化したり、α-リノレン酸からＤＨＡ（ドコサヘキサエン酸）をつくるなど栄養素を別の栄養素に変換する、薬や毒物を酸化することで水溶性物質にし、尿中に排泄しやすくする、遺伝子であるＤＮＡ（デオキシリボ核酸）を合成する、アミノ酸をつないでタンパク質をつくる、新しい細胞をつくる、そして、脳内では神経細胞に電気を発生させるためにナトリウムやカリウムなどのイオンを膜を通して出し入れするポンプを動かしている。

このどれもがエネルギーを必要とする仕事だが、その代金はすべてＡＴＰで支払っている。ＡＴＰは生体のエネルギー通貨であるというのは、この意味である。糖類の最大の役割は、ブドウ糖となってヒトが生きるためのエネルギー源ＡＴＰをつくることである。

つぎに、タンパク質の消化・吸収を見ていこう。タンパク質は、小腸の酵素によってアミノ酸に分解される。このアミノ酸は、血液に溶け込み、脳内に送り込まれ、そのまま伝達物質としてはたらくこともあるが、多くの場合、数段階の化学反応を経て伝達物質に姿を変える。この伝達物質が神経ネットワークをかけめぐることで、心が発生する。アミノ酸の役割はこれにとどまらず、神経細胞やグリア細胞をつくる材料にもなっている。

グリア細胞は、まるで膠《にかわ》（glue グルー）のようにいつも神経細胞のそばで発見されたことから、この名前がついた。最近の研究によると、大人の脳全体には一千億個の神経細胞と、少なくともこれと同数以上のグリア細胞が詰まっている。

グリア細胞は、もともと神経細胞に栄養素を供給する細胞であるが、脳内で発生した老廃物や有害物質を取り除いたり、侵入してきたバクテリア（細菌）などの外敵を飲み込んで破壊する役割もあるから、脳の免疫系にもなっている。すなわち、タンパク質の最大の役割は、脳内の伝達物質の原料、すなわち、神経細胞やグリア細胞の原料になることだ。

脂肪は、十二指腸にあるリパーゼという酵素によって脂肪酸とグリセリンに速やかに分解され、腸管から吸収される。そして血液によって脳内に送り込まれた脂肪酸は、その最大の役割である、神経細胞やグリア細胞を構成する膜の成分になっている。

砂糖と精製デンプンは血糖値を急に上げる

糖類はブドウ糖となって脳にエネルギーを供給している。ここで大事なのは、糖類がブドウ糖に変わるときのスピードである。砂糖や高度に精製されたデンプンは、猛烈なスピードでブドウ糖に分解される。この高スピードが、心の病気を発生させる要因となる。

もしあなたが健常人であるならば、血液中にブドウ糖が大量に流れ込んできたとき、すなわち、血糖値が上がったとき、膵臓は適切な量のインスリンを放出し、血糖値をもとの正常な状態（血糖値約一〇〇）にもどす。

しかし、もしあなたが低血糖症であれば、そうはならない。砂糖や精製デンプンを大量に含んだ食物やスナック菓子を食べて、血糖値が上がったとき、膵臓が過敏に反応し、大量のインスリンを放出する。インスリンはブドウ糖を高速で血液中から取り除くため、血糖値は正常なレベルよりはるかに低くなる。この状態では、あなたの脳は〝ガス欠〟のため、正常にはたらくことはできない。こうして頭痛、不安、イライラ、疲労、めまい、心の混乱、健忘、集中力の欠如、うつなどが発生する。

もちろん、こうした血糖値の急激な下降は、いずれ止まる。もし止まらなければ、あなたはショック状態に陥り、それでも下がりつづければ、死ぬ。低血糖は脳というヒトにとって最重要の臓器への最大級のストレスである。このストレスに対し、副腎がすばやく反応する。すなわち、副腎がストレスホルモンのアドレナリンを放出する。

このホルモンが肝臓に作用すると、肝臓は蓄えていたグリコーゲンをブドウ糖に分解し、血液中に放出する。こうして血糖値が上がる。このブドウ糖によって、人体はインスリンショックという状態から立ち直り、脳が守られる。

アドレナリンの放出があなたの脳を危機から救ったのだが、これによってつぎのような不快な反応が引き起こされてしまう。すなわち、身体が震える、汗をかく、心臓がドキドキするなどである。これと同じような症状をカフェインも引き起こす。これは、カフェインが一時的に血糖値を高めるはたらきがあるためである。

まるでシーソー遊びでもするかのような、血糖値の乱高下によって、いくつもの不快な症状が心と身体に現れるが、こんなとき、ほとんどの人は甘いスナック菓子を食べたり、缶コーラを飲んでいる。これでは低血糖症の症状が悪化するばかりである。

もしあなたが食後に冷蔵庫の扉を開けるようであれば、おそらく、砂糖や精製されたデンプンの多く含まれた食事によって血糖値が急激に上昇し、インスリンの大量放出によって下がったことが原因で、あなたは、知らず知らずに何か甘いものを探しているのである。

砂糖や精製デンプンの多い食事は、低血糖症者に食後の低血糖を引き起こしやすい。この低血糖があなたに甘いものを渇望させるのである。

あなたは低血糖症なのか

低血糖症という病名は、アメリカでもわが国でも多くの医師がまだ受け入れないものである。患者が低血糖症なのか、そうでないのかは糖負荷試験を行えば判明する。だから、まず、データを採取すべきなのだが、それすらもしない医師が大多数である。彼らの頭は固い。

アメリカ医師会は、一九二九年に低血糖症を発見した功績でサール・ハリス博士に〝功労賞〟を与えている。当時、アメリカ人一人あたりの年間砂糖消費量は少なかったが、現代では、年間五十四キログラムに達している。このため、アメリカでは砂糖に過敏に反応してしまう人（低血糖症）が急増している。日本人一人あたりの年間砂糖消費量は二十キログラムで、まだそれほど多くなっていないのは、幸いである。

精神科医や心理カウンセラーといった心の専門家でも、ほとんどの場合、頭痛、不安、イライラ、疲労、めまい、心の混乱、健忘、集中力の欠如、うつといった低血糖症の症状を見すごしているのが現状である。彼らは、こういった症状を心理的な現象として説明しようとする。しかし、もしあなたが気分、考え、感情が変わりやすいことに当惑することがあるの

朝起きられない、異常な疲労感 気分の落ち込み（うつ症状） 気分のコントロールがきかない イライラ、突然の怒り（キレる） めまい、ふらつく 悪夢、夢遊病、眠っている間に話す 猜疑心 睡眠障害 記憶力の低下 決断力がなくなる（優柔不断） 砂糖への渇望 心配ばかりして集中力が低い 不安、恐れ、震え 寝汗をかく たった一杯の酒でハイになる 食後や午後の遅く（夕方4時ころ）になると眠くなる その他（頭痛、筋肉痛、胃のむかつき、動悸など）

表：低血糖症のおもな症状

なら、心理的な症候群と簡単に片づけないほうがよい。まず、人間は生物学的な存在であり、低血糖症になると、あなたの脳の代謝が様変わりし、感情が定まらず、行動が落ち着かなくなるからである。

つぎに、低血糖症のおもな症状をあげておく。

○朝起きられない、異常な疲労感

低血糖のためにエネルギー不足になるから、朝起きるのが辛いし、疲れがひどいのである。

○気分の落ち込み（うつ症状）

この問題は男性には認識されないことが多い。あなたの感情をじっくり観察するとき、もし心の内側で深い悲しみを感じるようであれば、うつ状態である。

○気分のコントロールがきかない

気分が急激に変わる（ムードスイング）ことが多いのは、低血糖症にもっとも頻繁に見られる特徴である。脳内のブドウ糖レベルが乱高下するようでは、心の平安も感情の安定も得られない。同じムードスイングでも、躁うつ病では数週間から数か月の単位で変化が起こるが、低血糖症ではこれが二十四時間以内に起こる。

○イライラ、突然の怒り（キレる）

突然にアドレナリンが大放出されることで、血糖値の低下を止めるが、その一方で、イライラと怒りを引き起こす。

○めまい、ふらつく

これは低血糖症の代表的な症状である。午前や午後の終わりに血糖値が下がりすぎたときに、この症状を認めるかもしれない。ある低血糖症者は血圧がとても低く、急に立ち上がるとめまいを感じる。

○悪夢、夢遊病、眠っている間に話す

これはB_6の不足によって、セロトニンが脳に不十分であるからと考えられる。B_6が大量の砂糖の代謝のために使われ枯渇したためである。

○猜疑心

猜疑心が強くなり、心が混乱するから、明瞭に思考したり、判断したりできなくなる。

○睡眠障害

寝つきが悪い、夜中にしばしば目が覚める、しかも一度目が覚めるとなかなか寝つけない。

○記憶力の低下

これはわりと短い期間での記憶を指す。何かを探しているときに、なぜ、探すのかを忘れる。約束を何度も手帳に書く。砂糖を分解するのにB_1が消費される。しかし、砂糖が大量だと、これを分解するのに記憶にとって大事なB_1が枯渇してしまう。このためウエルニッケ脳症とまではいかなくとも、記憶力は低下する。

○決断力がなくなる（優柔不断）
日常のことを決めることができない。

○砂糖への渇望
甘いものを欲しがる以外にも、ノンダイエットの炭酸飲料には大量の砂糖が含まれている。たとえば、三五〇ミリリットルの炭酸飲料を二本飲めば七〇〜八〇グラムのブドウ糖を摂取することになる。もしあなたがこういったソーダ類を毎日たくさん飲んでいるのなら、意識しないうちに、砂糖への渇望を満たしているのかもしれない。

○心配ばかりして集中力が低い
一冊の本を通読することができない。または、一つのプロジェクトを完遂できない。

○不安、恐れ、震え

ここでいう不安や恐れは、ある特定のことがらに対するものではなく、漠然とした日常への不安や恐れであり、震えは意図しない震えを指している。

○寝汗をかく

これは、低下した血糖値を高めるためにアドレナリンを緊急に放出することが度重なったために、副腎が疲弊していることをしめしている。

○たった一杯の酒でハイになる

アルコールは糖類よりも気分を高揚させるのに効果的で、脳に迅速に届き、低血糖症状をやわらげる。ただしこの効果は一時的で、後に悪化するから、飲酒は低血糖症の解決策にはならない。

○食後や午後の遅く（夕方四時ころ）になると眠くなる

食事はあなたを元気にするはずであり、眠くなるのはおかしい。午後の遅くに眠くなるのはブドウ糖レベルが低下したからである。

低血糖症の糖反応カーブ

心の平安を獲得する生理学的な基本は、脳のエネルギー源であるブドウ糖の濃度を一定の範囲内に安定的に保つことである。要するに、血糖値を乱高下させないことだ。では、あなたの血糖値は安定しているだろうか。血糖値安定の度合いは、血糖値を時間を追って調べればわかる。

血糖値と時間との関係をグラフにしたものを〝糖反応カーブ〟と呼ぶことにする。糖反応カーブのパターンから、ブドウ糖の使われ方が正常なのか、それとも異常なのかを判別できる。糖反応カーブを得るには、〝糖負荷試験〟を実行しなければならない。

糖負荷試験のあらましはこうだ。一夜（十二時間）絶食した翌朝の空腹時に七五グラムのブドウ糖を飲み、それから三十分ごとに採血する。そして血液一〇〇ミリリットル中に含まれるブドウ糖のミリグラム数を測定し血糖値とする。

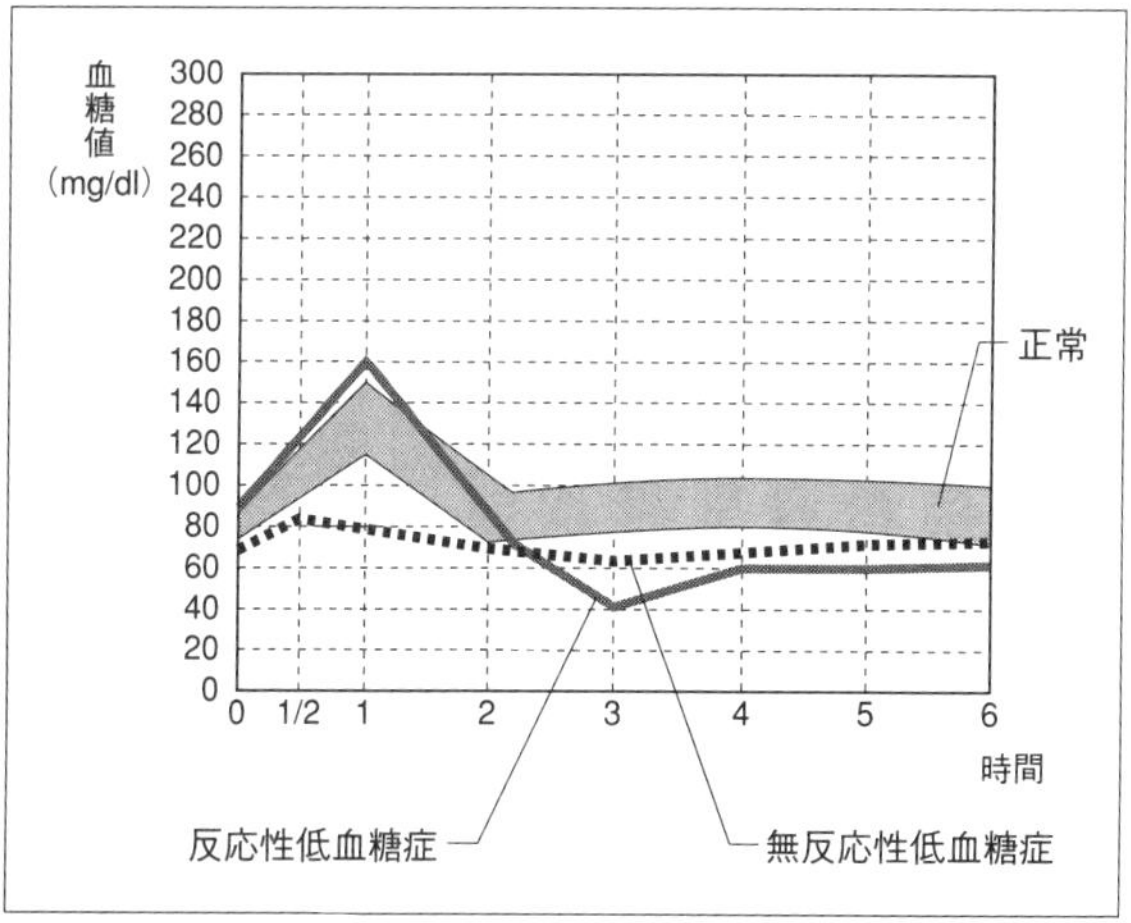

図：正常な人と低血糖症の人の糖反応カーブ

〈正常な人の糖反応カーブのパターン〉

ブドウ糖を飲んで一時間たつと、血糖値は最高になる。このときの血糖値は、空腹のときの一・五倍に上昇する（もし空腹時の血糖値が一〇〇であれば、最高の血糖値は一五〇に達する）が、一六〇を超えることはない。そして飲んで三～四時間たつと、血糖値はもとの値にもどるが、いくら下がっても空腹時の八〇パーセント以下にはならない。また、糖尿病の人では、血糖値が空腹時でも一三〇以上あり、それが高いときでは二五〇～三〇〇に達することもある。

〈低血糖症の人の糖反応カーブ〉

ここでは低血糖症の人の糖反応カーブのうち、代表的な二つのタイプを紹介する。

一つめのタイプは〝反応性低血糖症〟で、まず血糖値が急激に上がり、つぎに急激に下がる〝血糖値の乱高下パターン〟が特徴で、血糖値の上下の反応が激しいことから、この名前がついた。すなわち、ブドウ糖を飲んで一時間たつと、血糖値は飲む以前の一・五倍以上にまで上昇するが、最低値は飲む前の八〇パーセント以下に低下する。

二つめのタイプは〝無反応性低血糖症〟で、ブドウ糖を飲んで、ふつうなら空腹時の一・五倍に上昇するはずの血糖値がほとんど上昇せず、〝上り下がりのない平らなパターン〟になっていることから、この名前がついた。

無反応性低血糖症は、無反応という言葉とは裏腹に、実際には血糖値の急上昇とインスリンの急激な放出が迅速に行われるため、あたかも反応していないかのように見えるだけである。このパターンをしめす人は若者に多く、反応性低血糖症よりも重症で、疲労しやすく、うつ傾向が強い。

単糖類、二糖類、多糖類

では、〝血糖値の乱高下パターン〟や〝上り下がりのない平らなパターン〟をしめすとき、低血糖症の人の身体ではどんなことが起こっているのだろうか。血糖値とは血液中を流れるブドウ糖の濃度のことであるから、まず、ブドウ糖の説明からはじめよう。

ブドウ糖は、わたしたちが口にする糖類の一つである。代表的な糖類は、ブドウ糖、果糖、砂糖（ショ糖）、ハチミツ、デンプンである。

これらの糖類を糖の分子の長さにしたがって分類してみる。ブドウ糖や果糖は一個の糖からできた単糖類。砂糖は二個の糖がつながってできた二糖類。ハチミツはブドウ糖と果糖の混ざり物だから単糖類。デンプンはブドウ糖が一〇〇個から一〇〇〇個数珠《じゅず》のようにつながったものだから、多糖類。

単糖類は胃や小腸から吸収されただちに血液に入る。二糖類は酵素によって二個の単糖類に分解されてから血液に入る。いずれにしても、単糖類や二糖類はすばやく吸収され短時間のうちに血糖値を上げる。

食品が血糖値を上げるスピードを数値化したものが、グリセミックインデックス（ＧＩ、グリセミック指数）である。それぞれの食品のＧＩはブドウ糖を基準一〇〇として数値でしめされている。

食べてすぐに血糖値を急激に上げる食品は「高ＧＩ食品」と呼ばれる。砂糖をたっぷり含んだキャンディ、缶コーラ、缶コーヒーは、この代表である。

それなら、ブドウ糖の長く連なったデンプンは血糖値をゆっくり上げるかと思うかもしれないが、事はそう単純ではない。高度に精製された小麦粉からつくられた、うどん、精製白パンや精白米からつくられたもち、精白米御飯に含まれるデンプンは、腸内の酵素によるブドウ糖への分解が極端に速い。

なぜすぐに分解されるかというと、未精製のときにはファイバー（食物繊維）などの不純物が、酵素による高速の分解からデンプンを保護していたのだが、精製されすぎてファイバーなどの不純物がなくなり、「化学的に純粋なデンプンそのもの」になってしまったからである。

高GI食品を食べると、血糖値が急激に上がる。これを抑えるためにインスリンが大放出されて、血糖値が急降下する。このとき血糖値が下がりすぎて低血糖になることがある。低血糖は緊急事態だから、人体は血糖値を上げようと、アドレナリンとノルアドレナリンを大放出するが、これで上がりすぎになる。そこでまたインスリンが大放出されて、といった具合で、まるでシーソー遊びでもするかのごとく、血糖値はなかなか安定しない。これが反応性低血糖症の糖反応カーブに見られた〝血糖値の乱高下パターン〟である。

アドレナリンは怒りを起こし、ノルアドレナリンは脳を興奮させるため、とてもではないが、落ち着いた気分ではいられない。これをたとえて言えば、金持ちになったかと思うと、すぐに貧乏になるようなものだ。まるでジェットコースターにでも乗ったような状態で、心の平安や感情の安定は得られない。

反対に、食べてから血糖値をゆっくり上げる食品は、「低ＧＩ食品」と呼ばれる。その代表は、野菜、キノコ、海藻、ダイズ、肉、魚介類、玄米御飯などである。

要するに、低ＧＩ食品は、血糖値をゆっくり上げる「スローフード」なのである。低ＧＩ食品を食べると、血糖値は適度に上昇するにとどまるため、適量のインスリンが放出され、血糖値の急降下は起こらない。心が平安で感情が安定するのは、このためだ。

そして、血糖値を上げるスピードが中程度のものが、「中ＧＩ食品」である。その代表は、マンゴー、レーズン、パスタ、パイナップル、メロン、パン（全粒粉）などである。

なぜ、低血糖症が発生するのか

低血糖症は、血糖値が不安定になり、副腎や膵臓が弱まってしまい、さまざまな症状が起こる病気である。この病気を発生させる原因や、悪化させる要因は、いくつかわかっている。すなわち、砂糖や精製デンプンのとりすぎ、ビタミンとミネラルの不足、過度のストレス、アルコール、ニコチン、カフェインなどの過剰な摂取である。
しかし、よく考えると、低血糖症が発生する理由には、ヒトの食生活の歴史も一枚かんでいる。こういうことだ。数百万年というヒトの歴史は、飢えとの戦いでもあったため、脳と身体には飢えに耐えるしくみがそなわっている。糖類を中心にした低タンパク質、低脂肪の食事からブドウ糖をエネルギー源として利用し、余りはグリコーゲンとして肝臓に蓄えておき、栄養が不足したとき、すなわち、低血糖のとき、グリコーゲンをブドウ糖にもどしてエネルギー源にして生きてきた。

だから、血糖値が低くなった場合には、膵臓からグルカゴン、副腎からアドレナリンとコルチゾールなどのホルモンを放出するなど、血糖を上昇させるいくつものしくみが生体に備わっている。一方、高血糖を下げるしくみはインスリンしかない。ヒトの歴史で高血糖は一般的ではなかったからである。

しかし、先進諸国の食事は最近の約五十年間ですっかり変わった。かつてわたしたちはスローフードを食べていたが、食品加工技術が格段に進歩した今では、精製白パン、甘いシリアル、クッキー、缶コーラ、缶コーヒー、ドーナッツ、ケーキ、キャンディなどを大量に口にしている。どれも、大量の砂糖や精製デンプンが含まれ、血糖値を急激に上昇させる高G

I食品である。

高GI食品を食べると、血糖値は急激に上昇し、これを抑えるために膵臓はインスリンを放出するのに忙しい。これでは膵臓が過労してしまう。そのうえ、インスリンによって下がりすぎた血糖値を上げるために副腎は大量のアドレナリンをつくるのに忙しい。こうして膵臓と副腎がともに弱ってしまう。

また、タンパク質、脂肪、糖類はあまりに豊富になったため、カロリー過剰となって糖尿病などの弊害が発生している。

一方、食品の加工プロセスでビタミンやミネラルといった微量栄養素が大幅に損失したため、加工食品をたくさん食べつづけると微量栄養素が不足するようになった。

ストレスは、弱っている副腎をはたらかせて無理にアドレナリンをつくらせるので、低血糖症を悪化させる。アルコールは体内で分解されてブドウ糖になるので、一時的に気分がよくなり、元気になるが、アルコールが抜けると、低血糖症に悪影響をおよぼす。

タバコに含まれるニコチンや、コーヒーに含まれるカフェインは、副腎にアドレナリンの生産を命令し、血糖値を上げる。ニコチンやカフェインの摂取は、疲れ切った副腎や膵臓にムチ打ってさらに弱らせてしまう行為なので、避けるべきである。

低血糖症を治す

低血糖症は、正しい対処をすれば治る病気である。それは、前述した低血糖症の原因もしくは悪化させる要因と反対のことをすればよい。

すなわち、砂糖を断つ、カフェインを断つ、タバコを断つ、アルコールを断つ、食事を改善する（未精製デンプンを含む食物を食べる）、不足している微量栄養素をサプリメントから補給する、運動することによって、弱まった副腎や膵臓のはたらきを回復させることである。

砂糖を断つ

難しく聞こえるかもしれないが、もしあなたが砂糖を食べるのをやめれば、砂糖への渇望は少しずつ低下していき、甘いスナック菓子、ケーキ、デザートにそれほどの魅力を感じなくなる。味覚は学習するものであるから、砂糖を除いた食事を二週間もつづければ、かつてあなたが愛してやまなかった甘い食物が甘すぎると感じ、もはやそんな甘い物を食べたいと思わなくなるだろう。これは、新しい食事に移行するのを容易にするので、大きなボーナスである。

しかし、デザートをやめただけではまだ不十分である。ほとんどの加工食品は砂糖を含んでいるからだ。多くの場合、マヨネーズ、ピーナッツバター、グラノラバー（オートムギ・アーモンド・クルミなどを混ぜた甘いシリアルバー）、スナック菓子、フルーツの缶詰、フルーツジュースには大量の砂糖が含まれているから、避けるべきである。もし食品表示を注意して観察すれば、あなたは毎日多くの砂糖を摂取していたことに驚くにちがいない。

ある食物を食べるべきか、それとも食べるのを避けるべきか。悩ましい問題であるが、これを決めるよい判断基準がある。それは、この食物は甘いかどうかを自問自答してみることである。もし甘ければ、食べるべきでない。しかし、まったく食べないというのでは、これがかえってストレスになってしまうから、たまに食べるのがよい。だから、バナナやスイカは、頻繁にではなく、たまに食べるとよい。

カフェインを断つ

カフェインは一時的には低血糖症の症状を改善することが多いから、あなたの食生活から取り除くのは骨が折れる。もしあなたがカフェインなしでは一日をすごせないカフェイン中毒者であれば、血糖値を安定させれば、カフェインへの渇望が軽くなるはずである。

カフェインは生体に蓄えておいたグリコーゲンをブドウ糖に分解して血液中に放出させるから、少しの間は、気分がよくなる。しかし、カフェインの効果が切れたときには、血糖値が急激に下がる。インスリンはドアをノックするように穏やかにグリコーゲンを蓄えている細胞からブドウ糖を放出させるが、カフェインはドアごと蹴り破ってしまうようなものである。

カフェインの摂取で元気になるもう一つの理由は、副腎を刺激し、アドレナリンを放出させるからだ。これによって心臓の動きは激しくなり、血圧と血糖値が上がる。過剰のカフェインは腎臓へのストレスとなり、セレン、マンガン、亜鉛、カルシウム、マグネシウムといったミネラルを尿といっしょに排泄してしまう。

タバコを断つ

タバコは、がんを発生させる死の薬物であることは長年聞いている。低血糖症者が知らねばならないことは、カフェインと同じように、ニコチンもまた副腎を刺激し、アドレナリンを放出させることである。これによって心臓の鼓動が速まり、血圧と血糖値が上がる。

タバコをやめるのは、カフェインを断つよりはるかにむずかしいが、食事を低ＧＩ食品中心のスローフードに変えることによって、感情が安定し、ニコチンへの渇望が沈下していくだろう。血糖値が安定化するにつれ、一日に吸うタバコの本数を減少させるのが楽になっていくはずである。

アルコールを断つ

砂糖と同じように、アルコールはカロリーだけしか含んでいないから、栄養的な価値はゼロ。しかも、迅速に血液の流れに入るため、血糖値は急激に上がるが、アルコールが抜けると突然、低下する。

血糖値を一定に保つという問題は、低血糖症者と糖尿病者に共通している。

糖尿病者の場合、注射されるインスリンは、摂取された食物と飲み物の量に適切に対応していなければならない。筆者の古くからの友だちで、インスリン依存性糖尿病者のジムは、彼がアルコールを飲まない理由をこう語る。

「摂取した食物とエクササイズの量に見合うインスリンの量を見つけるのはかなり大変なんだ。僕は、砂糖を含まないいつもの食事と、エクササイズを欠かさない。毎日、同じ時刻に、同じ量を食べ、それから、毎晩、自転車を一時間こぐんだ。もしアルコールを飲んだりしたら、それに見合うだけのインスリンの量を定めることができそうにないからね」

糖尿病の場合には、注射したインスリンの量によって血糖値をコントロールできる。しかし、低血糖症は、これができない。もしあなたが低血糖症で、血糖値を乱高下させる飲食物を摂取すれば、それにともなう症状を避けることはできない。だから、低血糖症者はアルコールを断つのが賢明なのである。

未精製のデンプンを含む食物を食べる

血糖値を安定させる基本は、食べてから血糖値を急激に上げる高GI食品を食べるのを避け、血糖値をゆっくり上昇させる低GI食品を食べることである。

①同じデンプンでも高度に精製しているか、そうでないかで、酵素によって分解されるスピードがまったく異なる。たとえば、高GI食品の白米御飯をやめ、低GI食品の玄米御飯に代える。精製白パン（高GI食品）をやめて、パン（全粒粉、中GI食品）や、ライ麦パン（低GI食品）に代える。

高GI食品（GI 70以上）

食品名	GI	食品名	GI
精製白パン	70	そうめん	77
白米御飯	72	プレッツル	81
ベーグル	72	コーンフレーク	84
スイカ	72	もち	85
チェリオ（オート麦入りの朝食用シリアル）	74	うどん	85
		ハチミツ	90
ドーナッツ	75	マッシュドポテト	90
フレンチフライ	75	ブドウ糖	100
シリアル（全粒）	76	デーツ（ナツメヤシの実）	103
フライドポテト	76	麦芽糖	105

中GI食品（GI 56〜69）

食品名	GI	食品名	GI
ジャガイモ	62	マスクメロン	65
レーズン	64	パイナップル	66
パスタ	65	パン（全粒粉）	69
砂糖（ショ糖）	65		

低GI食品（GI 55以下）

食品名	GI	食品名	GI
野菜類、キノコ、海藻	15以下	ブドウ	46
ダイズ	15	オレンジジュース	46
フルーツ類	20〜30	肉・魚介類	40〜50
果糖	23	アイスクリーム	50
ヨーグルト	25	キウイ	52
牛乳	30	バナナ	53
バター	30	サツマイモ	54
レンズマメ	30	そば	54
鶏卵	30	玄米御飯	55
リンゴ	38	ライ麦パン	55
スパゲッティ	41	マンゴー	55

表：食品のGI値

毎日の御飯は、白米御飯よりも玄米をお勧めする。食パンは精製白パンよりも、栄養素が豊富でしかもゆっくり血糖値を上げる、全粒粉でつくられたパンやライ麦パンをお勧めする。

②イモ類には要注意。ジャガイモ（GI値六二）は中GI食品だが、これをフレンチフライ（GI値七五）にすると、高GI食品に変わる。サツマイモのことを英語で「スウィート・ポテト」というから、てっきり高GI食品と思いがちだが、これは誤解だ。血糖値を安定させるという観点からは、ジャガイモよりサツマイモ（GI値五四）が断然すぐれている。もっとサツマイモを食べよう。筆者は、サツマイモを薄切りにしてオーブンで焼いて食べることを実践している。

③大豆などの豆類は消化に時間がかかるから、血糖値の上昇がゆっくりだ。豆類と同じように、野菜、果物、海藻も低GI食品である。その代表は、ニンジン、キュウリ、ダイコン、ピーマン、トマト、レタス、パセリ、ワカメ、ヒジキ、コンブなどである。

野菜と海藻をふんだんに盛ったサラダをしっかり食べてほしい。ビタミンやミネラルが豊富なだけでなく、野菜と海藻は腹一杯食べても、血糖値を急激に上げることはないし、カロリー過剰になることもないから、安心だ。

④一度に過食するのを避け、食後二時間くらいたったら、間食をとるのがよい。その際に、低GI食品を一～二品選ぶのがコツだ。たとえば、マメ、ナッツ、ヨーグルトなどがよい。

○低血糖症にとりたいサプリメント

クロム　一回二〇〇µgのクロムを朝食後の一日一回摂取。

このミネラルは細胞にブドウ糖を取り込ませて利用させるはたらきがある。そして、糖反応カーブをなだらかにする。砂糖や精製デンプンを多く食べると、生体からクロムが排泄されやすくなる。

マグネシウム　一回二〇〇mgのマグネシウムを朝食後と夕食後の一日二回摂取。

低血糖症の人が一日四〇〇mgのマグネシウムをとることで、血糖値が安定し、低血糖状態になるのを防ぐことができると報告されている。

ビタミンC　一回五〇〇mgのビタミンCを朝食後と夕食後の一日二回摂取。

ビタミンCはストレスに立ち向かうのに頼もしい助っ人だ。急激に落下した血糖値を上げるのに、副腎でアドレナリンが大量に生産されるが、このときに、大量のCが消費される。Cが枯渇すれば、副腎は疲弊し、不安な気持ちになる。

パントテン酸　一回二〇〇mgのパントテン酸を朝食後と夕食後の一日二回摂取。

パントテン酸は、血糖値の上がり下がりで疲弊した副腎を回復させるのに欠かせない。副腎の機能を回復させることで、ストレスに強くなる。

第三章 アミノ酸こそが心を創る物質である

脳内を伝達物質がかけめぐることで心が発生する

「脳の性能はわたしたちが口にする食物で決まる」と古くから言い伝えられてきたが、これが本当であることがわかったのは、つい最近のことである。

わたしたちが食べた食物は、まず、口の丈夫な歯で噛み砕かれ、胃腸の酵素によって小さな栄養素に分解され、腸管から吸収され、血液に溶けこむ。この栄養素は血液の流れによって脳内に運ばれ多くの仕事をしている。たとえば、神経細胞に電気を発生させるためにナトリウムやカリウムなどのイオンを膜を通して出し入れするポンプを動かすためのエネルギーや、細胞が分裂して増殖するための材料になっている。すなわち、わたしたちが口にした食物＝栄養素が、酵素のはたらきによって姿を変えて、脳をつくり、脳の仕事を支えるエネルギーになっている。

では、脳とはどんなものか。脳は重さ約一四〇〇グラムの臓器で、その内部には約一千億個の神経細胞（ニューロン）が詰まっている。この神経細胞はそれぞれがまるで網目のように密に情報を交換しているので、脳全体が一つのネットワーク（神経ネットワーク）になっている。

脳の情報（神経シグナル）は、ある特定の神経細胞に電気信号という形で発生し、隣接する神経細胞に伝わる。これが情報の交換、あるいは、情報の伝達である。ただし、神経細胞と神経細胞の間には「シナプス」というすき間があり、ここを電気信号は飛び越えることができない。しかし、そこはよくしたもので、電気信号の代わりに、伝達物質（神経伝達物質）がシナプスを渡る。こうして情報が神経細胞から神経細胞へとつつがなく伝わることで、わたしたちの心が発生する。

要するに、脳の神経細胞と神経細胞の間を伝達物質が行き来することで、心が誕生する。そして伝達物質の量がうまくバランスを保つことで、わたしたちは平安な心でいられる。このバランスを保つには、必要に応じて脳内で伝達物質がすばやく供給される態勢ができていることが前提である。

もし伝達物質の原料が不足することにでもなれば、神経シグナルが円滑に伝わらない。このため、イライラ、不安、気落ち、深い悲しみなどさまざまな症状が現れる。それが高じれば、不幸を感じ、人生を充実させる力がひどくそこなわれ、日常生活に支障をきたす。これをわたしたちは心の病と呼んでいる。

脳内では多くの伝達物質が活躍しているが、それらはアミノ酸、アミン、ペプチドの三種類に分類できる。ただしアミンとペプチドは、アミノ酸からつくられる。したがって、アミノ酸こそが心を創り出す最重要物質ということになる。

アミノ酸を伝達物質に変換するのは酵素の仕事だが、この酵素が活躍するにはビタミンとミネラルが欠かせない。ビタミンについては前章で述べたので、本章では、アミノ酸とミネラルについて解説する。

心を生化学的に理解する

かつて生化学と、心や感情はかけ離れたものと考えられてきた。これは心と身体は分離しており、両者は別のものであるという前提に立っている。しかしこの前提は誤っている。酒を飲めば心が変わるし、心理的な緊張によって身体の筋肉が硬くなってしまうことからわかるように、心と身体は密接にかかわりあっている。こうした事実と生化学と脳科学の発達によって、わたしたちは今ではまったく別の見解に立っている。すなわち、心の土台は脳の生化学であり、そして脳(=心)と身体は切っても切り離せない密接な関係にある、と。

わたしたちは、悲しみ、恐れ、怒り、喜び、むかつき、満足、快感、痛みなどを感じているが、そのときの顔の表情は、アジア人、アフリカ人、白人といった人種を問わず、同じで

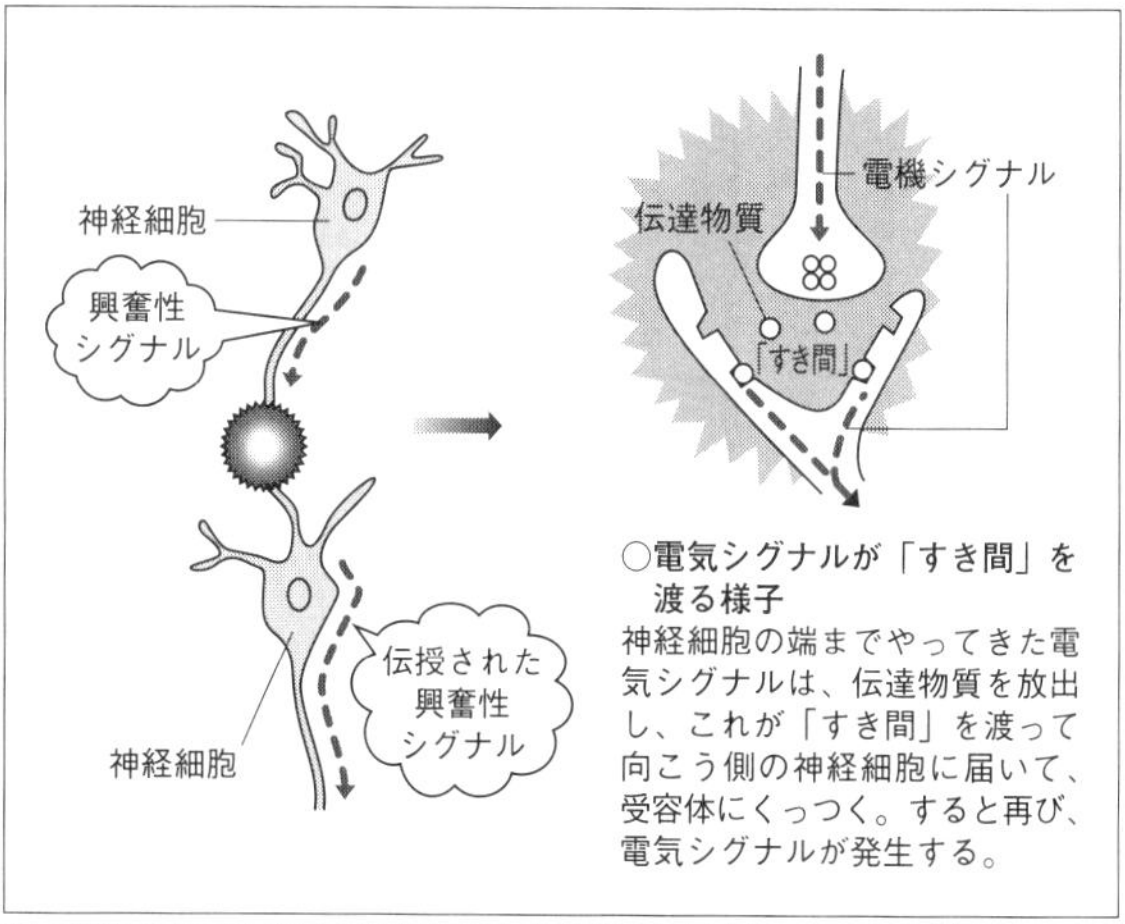

○電気シグナルが「すき間」を
渡る様子
神経細胞の端までやってきた電
気シグナルは、伝達物質を放出
し、これが「すき間」を渡って
向こう側の神経細胞に届いて、
受容体にくっつく。すると再び、
電気シグナルが発生する。

図：神経の分布と情報が神経細胞から神経細胞に伝わっていく様子

ある。人類に共通であることから、感情の表現は共通の化学によるものであり、ヒト遺伝子に刻みこまれているはずである。

一九二〇年代に、モントリオールにあるマクギル大教授のウイルダー・ペンフィールドは、患者の脳の特定箇所を電気刺激することで、泣く、笑う、怒るなどの感情を引き起こすことができることを発見した。

感情を発生させる神経ペプチドという脳内物質は、じつは脳内だけでなく、身体全体をかけめぐっている。もちろん、これらの神経ペプチドのキャッチャーである受容体も、脳内だけでなく、内分泌系や免疫系にも広く分布している。

たとえば、神経ペプチドの一つである脳下垂体ホルモンのＡＣＴＨ（副腎皮質刺激ホルモン）とその受容体は、人体の多くの箇所にあって、脳、内分泌系、免疫系の三者を密接につないでいる。

脳内で感情を発生させるのにかかわるしくみが、全身に分布しているというのは奇妙に思えるかもしれない。しかしこれは、ヒトが厳しい環境で生存競争に打ち勝ち生き延びるのに、三者の連係プレーが欠かせないことの証明でもある。

薬ではなく、アミノ酸で治す

わたしたちの感情の発生源であるアミノ酸が正常レベルを下回れば、たいへん困ったことになる。こういうことだ。まず、アミノ酸そのものが伝達物質になる。つぎに、アミノ酸は短い工程で伝達物質のアミンに変身する。そして、アミノ酸がいくつかつながれば伝達物質のペプチドができる。これらの伝達物質は、わたしたちに快感、痛みの緩和、免疫系の強化、老化への抵抗力を与えてくれる。

したがって、アミノ酸は、うつ病、不安障害、記憶障害など多くの心の病の治癒に活用できる。あなたが、脳内でのアミノ酸のはたらきを深く知れば知るほど、その不足が脳内物質のインバランスを引き起こすことを納得されるにちがいない。

アミノ酸の欠乏が深刻になると、〝病気〟あるいは〝精神病〟と呼ばれる。現代の通常の医学常識では、病気は、強力な処方薬の服用によって症状を軽くすべきものとされている。処方薬という人工で副作用のある物質の服用によって、脳内物質の崩れたバランスを回復することは可能であり、すでに実践されている。

しかし、より安全ですぐれた方法は、不足している物質を不足した分だけ天然の物質から補うことによって、脳内物質の崩れたバランスを回復することである。

このことは、アメリカやカナダでは分子整合精神医学の医師によるアミノ酸、ビタミン、ミネラル、必須脂肪酸、酵素などの処方によって、心の病んだ人々が苦しみから解放されたり、患者の症状が改善している実践例が多く存在することからも明らかである。そのいくつかは本書の巻末にあげた参考文献に記載されている。

アミノ酸療法は、心の治癒と修復に有力な手段となった。アミノ酸は処方薬にくらべてはるかに安全であるだけでなく、個人の必要に応じて選択的に適用できるという利点がある。抗うつ薬は、ほとんどの場合、脳内のセロトニンとノルアドレナリンの効果を高めることで効果を発揮する。しかし、トリプトファンやチロシンをとれば、生体はこれらの伝達物質を自然につくるので、はるかに少ない副作用で抗うつ薬と同じ効果が得られるはずである。

これからの医療の目標の一つは、人工の薬を栄養素という自然の治癒者に置き換えていくことであると筆者は信じている。

都合のよいことに、すべてのアミノ酸は、食物として口からとることができるだけでなく、脳と身体の神経ネットワークにすばやく組み込まれる。この点で、数日から数週間をかけて体内に蓄積していってはじめて効果を発揮するビタミンやミネラルと異なる。

遊離（単体という意味）アミノ酸は、酵素によって分解されることなく、このままの形でただちに体内に吸収される。そして吸収されたアミノ酸は脳内の必要な箇所ではたらく。アミノ酸は薬ではないので、わが国では二十種類すべてのアミノ酸を自由に購入できる。

しかし、アメリカではトリプトファンの購入には医師の処方箋を必要とするため、5-ヒドロキシ-トリプトファンが代用されることが多い。

ここでのポイントは、これらの必須の物質は自然が設計したものであり、製薬企業によってパテント化されたものではないということだ。だから、多くの場合、これらの栄養素は医薬品のようにはたらくけれども、食品に分類されている。

アミノ酸の生体内でのはたらき

アミノ酸は脳と身体で大事なはたらきをしているが、それはつぎの五つに分けることができる。

①アミノ酸は、細胞、組織、臓器をつくることで、生体を構築している。
②アミノ酸は、人体のすべての箇所を成長させ、傷んだ箇所を修復するのを助ける。
③アミノ酸は、食物の消化に必要な酵素だけでなく、伝達物質やホルモンの生産に欠かせない酵素の構成成分となっている。
④アミノ酸は、脳内の伝達物質、内分泌系の伝達物であるホルモン、免疫系の伝達物であるサイトカインとしてはたらき、脳、内分泌系、免疫系をつないでいる。
⑤ブドウ糖の原料になる糖類が不足したときなど、必要に応じて、アミノ酸はブドウ糖に変換されてエネルギーとして利用され、ブドウ糖がつながったグリコーゲンとなって肝臓に貯蔵される。

天然に存在するのは二十種類のアミノ酸。そのうち、人体でつくることのできないトリプトファン、リジン、スレオニン、バリン、イソロイシン、ロイシン、メチオニン、フェニルアラニンといった八種類を必須アノミ酸と呼んでいる。要するに、必須アノミ酸を含んだ食物を毎日の食事からとらないと、わたしたちは病気になり、やがて死んでしまうということだ。

残りの十二種類のアミノ酸は、もし食事から得られない場合には、生体で他のアミノ酸からつくることができるから、非必須アノミ酸と呼ばれている。これだと、非必須アミノ酸は摂取しなくても心身の健康を維持できるように聞こえるが、はたしてそうなのか。しかし、これが別の問題を発生させる。すなわち、生体は、欠乏したアミノ酸を補うために、わたしたちの命をつないでいる大事なアミノ酸に肩代わりをさせなくてはならないからである。だから、心と身体の健康を維持するには、すべてのアミノ酸を十分にとらねばならない。

アミノ酸が心を平安にする

心を平安にし、感情を安定させるアミノ酸がいくつも知られている。全身的健康達成センター所長のエリック・ブレーバーマン博士は、カール・ファイファー博士やケン・ブルム博士、リチャード・スマイダ博士らと共同で、アミノ酸の臨床への応用について「内なる栄養素で治す」という大著を著した。その中からいくつかを紹介する。

［うつ病］

うつ病のおもな原因の一つは、脳内の〝カテコールアミン〟の不足である。カテコールアミンとは、ノルアドレナリン、アドレナリン、ドーパミンのことで、脳内でフェニルアラニンやチロシンからつくられる。H・ベックマンはうつ病の改善効果を調べる二重盲検試験で、フェニルアラニンは、抗うつ薬のイミプラミンと同じ程度の効きめを発揮したことを「精神科と精神疾患」という雑誌に報告した。

フェニルアラニンとチロシンはベンゼン環を持った瓜二つの分子で、その違いは、フェニルアラニンのベンゼン環には酸素原子が存在しないが、チロシンのベンゼン環には酸素原子が一個くっついている。両者は同じような食物に含まれている。

フェニルアラニンとチロシンを多く含む食物は、肉類（トリ肉、牛肉、羊肉）、カツオ節、タケノコ、牛乳、卵黄、ピーナッツ、アーモンド、バナナなどである。

とくにタケノコには、大量のチロシンが含まれている。タケノコの水煮のなかに入っている白い粉はチロシンだから、捨てずに食べること。タケノコが嫌いな人や食べ慣れていない子どもには、タケノコを小さく刻んで炊き込み御飯にすると無理なく食べられる。また、ラーメンの具でおなじみのメンマは、蒸したタケノコを塩漬けにして発酵させたものだが、これもチロシンが豊富だ。

トリプトファンは脳内のセロトニンレベルを高め、気落ちした心を上向かせる。この効果はたくさん報告されている。また、脳内のセロトニンレベルが異常に低いと、ノルアドレナリンの放出に歯止めがかからなくなり、自殺衝動や暴力を発生させやすいことも判明している。

トリプトファンを多く含む食物は、前述したチロシンを多く含む食品に加えて、大豆(豆腐)、ノリ、ゴマ、マグロ、チーズなどもある。

[不安障害]
心に不安を抱かせる元凶は、わたしたちがストレスを受けたときに、危機が迫っていることの警告として副腎から放出されるアドレナリンである。この警告システムは、脳を興奮させることによって覚醒させ、胃をむかつかせ、冷や汗をかかせ、震えさせ、心臓の脈拍を速める。
しかし、ある種のアミノ酸は、脳の興奮を抑制するブレーキを強化することで、脳を覚醒

脳を興奮させるアミノ酸	：チロシン、フェニルアラニン、トリプトファン
脳を鎮静させるアミノ酸	：グリシン、タウリン、ヒスチジン、ギャバ
うつ病を改善するアミノ酸	：トリプトファン、メチオニン

トリプトファンにはこれ以外に、眠気を誘い、不安な気持ちを落ち着かせ、怒りの爆発を抑える効果もある

表：脳内でのアミノ酸の効用

させるβ《ベータ》波を減らし、脳を沈静させるα《アルファ》波を促進する。α波には、心を鎮め、リラックスさせる効果があり、しかも胃液の分泌を高めるので、ストレスによる交感神経の緊張によって発生した消化不良の問題が解決する。

脳を鎮静させるアミノ酸の代表が、グリシン、タウリン、ヒスチジン、ギャバである。

グリシンは、脳と脊髄（中枢神経系）全体、すなわち、全身を通して神経細胞の興奮を抑制する。グリシンは、トリ、カモ、シチメンチョウ、ブタ、ランチョンミートに多く含まれる。

タウリンは、神経細胞が興奮性伝達物質であるノルアドレナリンを放出するのを抑制し、そのうえ、全身ではあたかも軽度の抗不安薬であるかのごとく振る舞う。タウリンは心臓のような興奮性の臓器や、脳と脊髄で大量に見出され、全身の神経細胞の興奮を抑制するブレーキとなっている。

ヒスチジンというアミノ酸もまた脳を覚醒させるβ波を減らし、脳の興奮を鎮めるα波を増やすはたらきがある。ヒスチジンは、トリ、カモ、シチメンチョウ、ブタ、小麦胚芽に多い。

伝達物質のギャバは、脳の強力な鎮静剤と思えばよい。バリウム、リブリウム、アクチバンといったベンゾジアゼピン誘導体の抗不安薬は、ギャバの受容体にくっつき、まるでギャバであるかのごとく振るまい、抑制性シグナルを発生させて、脳の興奮を抑える。

抗不安薬の服用をつづけると依存症が発生するが、このとき、脳内ではギャバが枯渇している。だから、抗不安薬の依存症から回復するには、枯渇したギャバを補わねばならない。

[強迫性障害]

ある人は、遺伝的に脳内のヒスタミンという伝達物質のレベルが高い傾向がある。この傾向は生まれついてのものだ。ヒスタミンはヒスチジンというアミノ酸からつくられる。ヒスタミンは脳内の代謝スピードを上げると同時に、追い詰められた感じ、否応なしの感覚、泣きたくなる感情を発生させる。

しかしメチオニンという別のアミノ酸は、過剰なヒスタミンを減らすことによって、この生化学的な間違いを正す効果がある。メチオニンを多く含んだ食物は、ダイズ、ゴマ、ヒマワリの種、カシューナッツ、シラス干し、カツオ節、マグロ、ヒラメ、キンメダイ、スジコなどの魚類である。

［極度の疲労と高いレベルのストレス］

騒音、離婚、睡眠不足など、ストレスはその種類を問わず、わたしたちを消耗させる。それればかりか、アミノ酸も枯渇させてしまう。というのは、ストレスがかかるとアドレナリンが放出されるが、このアドレナリンを生産するために、チロシンやメチオニンと同じように、大量のフェニルアラニンも使われるからだ。だから、ストレスの襲撃による疲弊からわたしたちを守るには、これらのアミノ酸をサプリメントとしてとるのがよい。

またストレスによってタンパク質が分解されるときに、有毒物質であるアンモニアができてくる。グルタミンには、脳と身体からこの有毒物質を取り除くはたらきがあるから、積極的にとりたい。

［思考の混乱と霧のかかったような頭］

注意力を増すには、脳のガソリンであるブドウ糖を供給すればよい。グルタミンはグルタミン酸になるが、必要に応じて、脳内でグルタミン酸はブドウ糖に変換され、エネルギー源となる。

グルタミン酸には、脳内で使い古されたタンパク質の分解によって生じる有毒のアンモニアを取り除くはたらきがある。グルタミン酸がATPの助けを借りてアンモニアを捕らえるのである。もしグルタミン酸が不足すれば、排除されずに脳内に残ったアンモニアが神経細胞に悪さをする。

しかし、グルタミン酸に迅速に変換するグルタミンをとれば、有毒なアンモニアが脳に蓄積することはない。この結果、脳が覚醒し、注意力が増し、心は晴れ晴れとなる。グルタミン酸は、ベーコン、ハム、チーズ、カモ、ランチョンミートに豊富だ。

ここに紹介したのは、心を平安にし感情を安定化するアミノ酸の効果のほんの数例にすぎない。これらのアミノ酸は、ある特定の組み合わせや、ある特定のビタミン、ミネラルと併用することで最大の効果を発揮する。

その一例として、チロシンからアドレナリンができるプロセスを紹介しよう。まず、チロシンは、チロシン水酸化酵素によって酸素をつけられてドーパになる。この酸化に必要なのが、水素をくっつけたり除いたりする役目の葉酸である。また、チロシン水酸化酵素は補因子として銅が欠かせない。

こうしてできたドーパから二酸化炭素を奪い取るのが、ドーパデカルボキシラーゼである。二酸化炭素を奪うのに欠かせないのが、B_6だ。こうしてドーパミンができる。

ドーパミンに酸素をつけてノルアドレナリンにするのが、ドーパミンヒドロキシラーゼである。この酸化にはビタミンCが欠かせない。

このノルアドレナリンにメチル基をつけるのが、PNMT（フェニルアラニン‐N‐メチルトランスフェラーゼ）である。こうしてアドレナリンができる。このときに活躍するのが、メチル基を分子から分子に動かす、活性型メチオニンのS‐アデノシルメチオニンで、このときに必要なのが、ビタミンB_{12}だ。

チロシンからアドレナリンをつくるには、原料のチロシンが必要なのは言うまでもないが、この他に、銅、葉酸、ビタミンB_6、C、B_{12}も欠かせないことがわかる。

アミノ酸不足によって発生しやすい症状

脳内物質のインバランスは脳にさまざまな障害を発生させる。そして脳内物質の原料はアミノ酸で、このレベルは、血液や尿から容易に測定できる。だから、もしこんな症状があるならば、一度、近くの病院を訪ねてアミノ酸レベルを測定してもらう価値がある。

○慢性疲労（これは通常の治療による結果であることが多い）
○頻繁に頭痛が起こる
○仕事や勉強などひとつのことに集中できない
○イライラする
○学習障害

その結果、もしアミノ酸のパターンに異常が発見されれば、こんな可能性がある。

○ある特定のビタミンやミネラルが不足している。

○生得の代謝の間違いによる。栄養素の吸収のされやすさ、酵素のはたらき具合、排泄には個人差がある。この個人差は体調や遺伝によるところが大きい。
○睡眠、気分、行動に影響をおよぼす鍵となるアミノ酸が不足している。アミノ酸の異常なパターンは、アンモニアの解毒がうまくいっていないことの目印になる。アンモニアレベルが上昇すると、心の混乱や頭痛など心と行動に異常が発生する。

アミノ酸を摂取する際の注意点

一般的にアミノ酸はきわめて安全である。というのもアミノ酸は生体をつくるタンパク質の構成要素であるから、それも当然である。しかし、もし正しくない方法で摂取するならば、有害でない物質は、水を含めて、この世に存在しないこともまた確かである。このことを念頭に置きながら、いつ、どんなアミノ酸のサプリメントを摂取してはいけないかをつぎに述べる。

○フェニルアラニン
もしあなたがモノアミン酸化酵素（ＭＡＯ）のはたらきを妨げる薬（ＭＡＯ阻害剤）を抗

うつ薬として服用していたり、フェニルケトン尿症、肝硬変や肝臓の疾患、メラノーマ（腫瘍）、偏頭痛がある場合、フェニルアラニンをサプリメントから摂取してはならない。

また、フェニルアラニンは血圧を上げることがあるから、サプリメントとしてとる場合、血圧を計る必要がある。

○チロシンやトリプトファン

もしあなたがＭＡＯ阻害剤を抗うつ薬として服用している場合、チロシンやトリプトファンをサプリメントから摂取してはならない。また、肝硬変などの肝臓障害がある人は、チロシンをサプリメントから摂取してはならない。

フェニルアラニンと同じように、チロシンもまた血圧を上げることがあるから、チロシンをサプリメントとして摂取する際に、血圧の動きを観察するべきである。

○ヒスチジン

統合失調症になったことのある人は、ヒスチジンをサプリメントから摂取してはならない。ヒスチジンはヒスタミンとなり、統合失調症を悪化させることがあるからである。

○アミノ酸の組み合わせ
肝臓に障害があったり、フェニルアラニン、チロシン、トリプトファン、ヒスチジンの摂取を制限している人は、いくつものアミノ酸の混合物をサプリメントから摂取してはならない。

内なる天然の薬局、アミノ酸

アミノ酸は、わたしたちの内側に存在する〝天然の薬局〟である。そのメンバーを紹介しよう。

アラニン　わたしたちがエネルギー不足になったときに、アラニンは迅速にブドウ糖に変わることで、低血糖症状をやわらげる。しかも糖尿病患者のトリグリセリド（中性脂肪）値を下げ、けいれんの発生を防ぐ効果がある。免疫力が低下した場合、アラニンを大量のビタミンB_6といっしょに服用すると、白血球を増産し免疫力を高めてくれる。

アルギニン　脳下垂体を刺激して成長ホルモンを放出させる。精子の数を増やし、過剰なアンモニアを解毒し、免疫系のT細胞を増殖させ免疫系を強くする。

アスパラギン酸　脳内のアスパラギン酸レベルは非常に高い。このレベルが低い人に、高い頻度でうつ病が見られる。アスパラギン酸は、肝臓を守り、アンモニアを解毒するばかりか、腸管でミネラルの吸収を促進する。

カルニチン　細胞内の脂肪酸をミトコンドリアに運び、エネルギーを生産するはたらきがある。疲労や筋肉の摩耗からの回復を促進する効果があるのは、このためだ。それから、脂肪酸を燃焼させることから、血液中のトリグリセリドを減らす効果もある。だから、もしカルニチンが不足すると、脂肪酸がミトコンドリアに入ることができないため、脂肪酸がエネルギーとして利用されない。そうなると、脂肪酸から脂肪が再合成されるために太る。

シトルリン　アルギニンやオルニチンになる一歩手前の物質で、アンモニアを解毒する尿素サイクルで中心的な役割をはたしている。また、成長ホルモンの放出をうながす効果もある。

システイン　アルコールの乱用、タバコ喫煙、空気汚染などのストレスによって生じた生体組織の修復のスピードを上げる。これ以外にも、皮膚の柔軟性を保ち、免疫系を刺激し、白血球と赤血球を増産させ、鉄の吸収を容易にし、活性酵素を分解し、脳に有害な過酸化脂質（脂肪が活性酵素によって酸化され劣化したもの）の生成を妨げ、喫煙によって生じた肺の組織の損傷を修復する。アメリカでは気道や喘息の治療に利用されている。

ギャバ（γ‐アミノ酪酸）　心を平安にし、感情を安定させる。統合失調症、てんかん、うつ病、高血圧、高ストレス症候群、躁病、急性の心的動揺の治療に利用できる。

グルタミン酸　ギャバになる一歩手前の物質。しかし、口からの摂取ではグルタミン酸は血液‐脳関門を通過できない。

グルタミン　抗ストレス効果がある。アルコールや砂糖への渇望を抑える効果があるため、アルコール依存症や低血糖症の治療に有効。記憶力と機敏さを高める。脳内から有毒物質アンモニアを取り除くため、注意力や集中力が高まる。

グリシン　甘みがあるため、飲料の甘味料として利用できる。尿酸レベルを下げるので、痛風の症状を改善する。てんかんなど脳の神経細胞の異常な興奮を抑える効果がある。

ヒスチジン　脳内で不安を抑える効果がある。聴覚神経を刺激するため、耳がよくなる。性的に興奮したときには、ヒスチジンから変換されたヒスタミンが神経細胞から放出される。躁うつ病患者やヒスタミンレベルの高い人は、ヒスチジンを服用してはならない。

イソロイシンとロイシン　ストレスへの対抗、エネルギーの生産、筋肉での代謝に関係する。ロイシンはインスリンを放出させ、タンパク質の分解を抑える。

リジン　ウイルス感染を抑えるはたらきがある。とりわけ、帯状疱疹や口内炎などの原因となるヘルペスウイルスの成長と再発を妨げる効果は大きい。胃液の分泌をうながし、筋肉の収縮やけいれんを抑える。

メチオニン　うつ病や強迫神経症の原因となる過剰なヒスタミンを取り除く。肝臓では脂肪の蓄積を妨げる。コリンの原料になるため、記憶力を増進する効果がある。注意してほしいことが二つ。一つめは、メチオニンはビタミンB_6といっしょに摂取すること。二つめは、ヒスタミンレベルが低い人はメチオニンを摂取しないこと。

オルニチン　脂肪の分解を促進し、成長ホルモンの生産を増やすことで筋肉を増やす。それから、アンモニアの解毒を促進する効果もある。

フェニルアラニン　脳内の興奮性伝達物質であるノルアドレナリンを増やすことによって、ある種のうつ病を改善する効果がある。それから、アドレナリンの原料にもなっているから、血圧を高める。MAO阻害剤を服用している人は、フェニルアラニンをサプリメントから摂取してはいけない。また、高血圧の人も摂取は控えるべきである。服用に際しては血圧を測定し、もし頭痛が起こったら、服用を中止する。

プロリン　血圧を下げるだけでなく、傷の治癒を速める。

セリン　グリシンの親戚で、グリシンより炭素が一個だけ多い。血圧を高める。また、モルヒネやコデインなどのアヘン類の効果を高めるので、鎮痛剤として利用できるかもしれない。

タウリン　てんかんによる発作を抑える。筋肉や腱に発生したダメージの回復を速める。皮膚の柔軟性を高める。アルコールの禁断症状による震えを止める。カリウムを体内で節約し、それを使って心筋のリズムを整える。

トリプトファン　セロトニンレベルを高めることで、うつ病を改善する。メラトニンレベルを高めることで眠気を起こす。不安をやわらげる。だから、トリプトファンが不足すれば、不眠やうつ病が発生する。トリプトファンのサプリメントは、脳内への取り込みを最大にするために、ビタミンB_6、ナイアシン、果物ジュースといっしょにとるのがよい。

チロシン　ノルアドレナリンとアドレナリンの一歩手前の物質。ノルアドレナリンは脳を覚醒させて気分を高めるので、抗うつ作用がある。それから、チロシンは甲状腺ホルモンや、β-エンドルフィン、エンケファリンといった多幸感や満足感をもたらす脳内麻薬の原料にもなっている。しかし、MAO阻害剤を服用している人は、チロシンをサプリメントから摂取してはいけない。

バリン　筋肉運動を協調させ、脳の神経細胞のはたらきを高める。拒食症患者は、血液中のバリンレベルが低いことが確認されている。

ミネラル不足で感情が乱れる

三十八億年前に地球で最初の生命が海で誕生した。最初の生命は、多くのミネラルが豊富に存在する海水中で生まれたことの意味は大きい。だから、適切な量のミネラルがなければ、脳と身体は正しく機能できない。ミネラル不足ではわたしたちの命が輝くはずがない。

生体でミネラルは、栄養素からのエネルギー生産を助けたり、多くの化学反応を促進する酵素の助っ人である補因子としてはたらいている。アメリカでは、作物の栽培で重要なミネラルが表層土から失われつつあることが判明し大問題になっている。たとえば海水中に見出される四十四種類のミネラルのうち、すでに二十種類が表層土から消えてしまったという。しかも大量の化学肥料の使用が土壌に含まれる微量ミネラルの減少に拍車をかけている。

マグネシウム、鉄、マンガンなどのミネラルが不足した土壌でも作物を豊かに実らせることができるが、これらの作物を食べたわたしたちはミネラル不足によって欠乏症にかかる。

それから、食品加工のプロセスでも、鶏卵、オレンジジュースなどの食品から多くの栄養素が取り去られている。だから、ふつうの食生活をしているあなたは、たぶん、ミネラル不足か、その一歩手前の状態にある。ある特定のミネラルの過不足によって、わたしたちの感情がどのように変化するかが判明しつつある。つぎにそれをしめす。

亜鉛　亜鉛はすべてのヒト細胞に存在し、ヒトの全酵素二千二百種類のうち百種類以上の酵素の補因子になっている。もちろん亜鉛はどのミネラルよりも多くの酵素の助っ人になっている。だから、亜鉛が不足すると、脳機能に悪影響をおよぼす。

たとえば、学習や行動の障害やストレスに上手に対処できないといった、心の問題を引き起こす。動物実験では、妊娠の最後の三か月に亜鉛不足に陥った母から生まれた子の脳は、ふつうの子よりも小さいだけでなく、その学習能力はふつうの子の半分にも満たなかった。それから、亜鉛不足の母動物から生まれた娘は、凶暴かつ攻撃的である。

亜鉛をもっとも多く含む食物は、カキ。肉類や魚介類にも多く含まれている。肉類では、レバー、ハム、鳥肉、鶏卵などに豊富。魚介類では、魚、カキ、ツブ貝、カニなど。それから、亜鉛はミルクやナッツ類（アーモンド、ヘーゼルナッツ、クルミ）にも豊富に含まれている。

マグネシウム　マグネシウム不足による障害は、これまで研究されてこなかったので、あまり見出されていない。これが落とし穴となっている。こういうことだ。マグネシウムは生体のエネルギー通貨であるATPや遺伝子DNAの成分であるばかりか、DNAのコピーであるm‐RNAをタンパク質の生産工場であるリボソームにくっつけるのにも欠かせない。

だから、マグネシウムが不足すると、エネルギー不足、タンパク質不足に陥ることは明白である。この結果、イライラ、心の混乱、性格の変化、記憶困難、学習障害などの症状が現れることは容易に予測できる。

マグネシウムが多く含まれている食物は、穀類、ヒマワリの種、緑色野菜などである。緑色野菜をとるために、サラダをしっかり食べるようにしたい。また、野菜を煮ると、煮汁の中におよそ五〇パーセントのマグネシウムが溶け出してしまう。だから、汁を捨ててしまうと、十分な量のマグネシウムを取りにくい。野菜料理の汁もきちんと飲むようにしよう。

鉄　鉄は、鉄骨構造の高層ビルディングだけでなく、人体にも存在する。鉄の最大の役割は、赤血球をつくることである。たとえば、体内の鉄の七五パーセントはヘモグロビンというタンパク質に含まれ、ヘモグロビンは赤血球をつくる部品となっている。残りの二五パーセントは肝臓と脾臓にある。

ヘモグロビンは酸素の豊かな肺にやってきて酸素を捕らえ、この酸素を全身をまわりながら酸素をあまり持たない細胞に与えている。つまり、ヘモグロビンは細胞への酸素の運搬人なのである。

ミトコンドリアでは、エネルギー通貨ATPを生産する際に非ヘム鉄タンパク質が活躍しているが、この酵素も鉄が必要だ。また、肝臓は外から人体に入ってきた毒物を酸化して無毒化している。これが解毒である。この酸化を担当しているのが、肝臓にある「P‐450」

という酵素だ。Ｐ－４５０もまた鉄を含んでいる。このように、鉄が大活躍することで、ヒトは生きられるのである。

人は鉄がないと生きられない。それほど鉄は大事なのだが、現実には、栄養素の中で鉄の不足に悩む人は、世界でもっとも多い。

たとえば、日本では若い女性の四割近くが鉄不足の状態にあるという。とりわけ、妊娠中の女性の大部分は鉄不足に苦しんでいる。おなかの胎児が成長するときに、たくさんの鉄が必要だ。胎児は鉄を母体からとっていくしかないから、妊娠中にはより多くの鉄をとらねばならない。

鉄の不足によって現れる症状は、頭が痛い、顔色が悪い、疲れやすい、イライラして短気になる、などで、うつ病と混同しやすい。

鉄を多く含む食物は、水前寺のり、ヒジキ、キクラゲ、煮干し、ブタレバー、赤みの肉などだ。

マンガン　マンガンは血糖値のコントロールにかかわる酵素、エネルギー代謝にかかわる酵素など、多くの酵素の補因子として活躍している。だから、これが不足すると、高血糖や糖尿病になりやすい。また、マンガンは記憶にかかわる伝達物質のアセチルコリンの生産にも欠かせない。

マンガンは、ピーマン、ブラジルナッツ、アーモンド、大麦、ライ麦、ホウレンソウ、ブドウ、ダイコンの葉に多く含まれている。

抗精神薬（メジャートランキライザー、統合失調症の薬）はマンガンに結合するため、この薬の服用によってマンガンの欠乏が生じやすい。アメリカでは、抗精神薬を服用している統合失調症患者の四人に一人に遅発性ジスキネジー（顔の筋肉が意図しないのにピクピク動く）が発生している。

この副作用を避ける、あるいは、副作用から回復するのに、毎日マンガンを摂取すれば助けになる。しかし、マンガンレベルが異常に高くなると、暴力を発生させることがあるから、要注意。

銅　過剰の銅はパラノイア、攻撃性、恐怖心を起こすことがある。パラノイアは、自分は高貴な血統だとか、大発明をしたとか、宇宙人と交信しているとか、体系だった妄想をいだく心の病をいう。

銅は、カキ、ブラジルナッツ、アーモンド、ヘーゼルナッツ、クルミに多く含まれている。

リチウム　大量のリチウムが躁うつ病の治療に利用されている。うつ病の改善にもリチウムは効果がある。

リチウムは食物にはあまり含まれていない。

セレン　セレンには抗うつ効果がある。たとえば、アメリカの健康回復センターでは、一回につき二〇〇マイクログラムを一日二回、毎日摂取するのが処方の一つになっている。

セレンは重金属とライバル関係にあり、人体が水銀、アルミニウム、カドミウムなどの有毒金属を排泄するのを助けるはたらきがある。それから、セレンは甲状腺ホルモンをつくるのにも欠かせない。

セレンは、小麦胚芽、ブラジルナッツ、大麦、ぬか、ダイコン、玄米に多く含まれている。

クロム　クロムの摂取が不足すると、脳の回転が鈍くなり、記憶力も低下する。高血糖は脳に悪影響をおよぼすが、クロムには血糖値をコントロールするはたらきがあるからだ。クロムの血糖値をコントロールする効果は、クロムがインスリンと協力してはたらき、細胞に血液中のブドウ糖を取り込ませるからである。

じつに、クロムの欠乏している人では、高血糖、低血糖、高中性脂肪になりやすいのである。このためアメリカでクロムは、肥満や糖尿病の治療に利用されている。たとえば、アメリカ農務省のリチャード・アンダーソン博士は、糖尿病の治療に一日一〇〇〇マイクログラムが投与されることで症状が改善したことを報告している。また、健常者がインスリン抵抗性や糖尿病を予防するためにクロムをとる場合、一日二〇〇マイクログラムを勧めている。

アメリカでの研究では、うつ病患者は、ブドウ糖の代謝が混乱していてブドウ糖に過剰に反応しやすいこと、クロムがやや不足していることが多いことが判明している。うつ病患者は、落ち込んだ気分を高めるために大量の砂糖をとりがちなことが原因になっているようだ。じつは、砂糖は体内に存在するクロムの排泄を促進するので、砂糖をとるとさらにうつ病が進行するのである。

クロムは、ブドウ糖の代謝を正しく進めるのに必須のミネラルである。

クロムは、イースト、ウシのレバー、ジャガイモ、小麦胚芽、ピーマン、リンゴに多く含まれている。

第四章

心の病を治す①——不安障害の原因と対処法

抗不安薬では治らない不安

現代社会は複雑なうえに、企業は生き残るのに必死だ。だから、リストラだってあるし、不採算部門は部署ごと他社に売却されることさえある。仕事にはノルマがあるし、職場での人間関係にはかなりのエネルギーを消耗する。

家庭を顧みれば、夫は子育てに忙しい妻の話を聞かねばならない。妻は、子どもが言うことを聞かないことに苛立つ。子どもの受験や結婚なども心配の種だ。未来のことはだれにもわからないから、未来についてあれこれ考えたら、だれだって不安になる。

ここにあげた不安はどれも苦しいにはちがいないが、耐えることができる、ふつうの生活ができる、あまり長くつづかない、原因がはっきりしている。これらの不安は原因が取り除かれれば、きれいサッパリ消えるから、〝正常な不安〟であって決して病気などではない。

しかし、正常でない〝病的な不安〟もある。病的な不安の特徴は四つ。苦しくて耐えられない、ふつうの生活ができない、長くつづき、原因がはっきりしない、ことである。病的な不安がひどくなると、恐れに似たものに変わる。その結果、心悸《しんき》亢進《こうしん》、発汗、震え、胸さわぎなどが起こる。病的な不安の人は心配はつのるものの、問題はいっこうに解決しないため、イライラして、勉強や仕事に集中できない。

二十八歳のジョージは、十代のころから精神的な緊張が高かったが、最近、神経の極端な疲労を実感していた。ニキビをひっかいた痕《きずあと》が目についた。仕事をするが疲れやすく、睡眠は浅い。病院を訪れた彼がこの症状を訴えたところ、精神科医はベンゾジアゼピン誘導体の抗不安薬であるザナックスを処方した。

しかし後になって一日の服用量は当初の二倍に増えていた。ザナックスは依存性が強く、しかも、不安を抑えるために一日の服用量を増やさねばならないのだ。

自分が薬の依存症になる直前であることを感じていた彼は、不安の上に、処方薬の依存症まで付け加える気になれなかったのだ。こうして彼は、分子整合精神医学の医師を訪問し、検査を受けた。その結果、尿中から不安を発生させる、ピロールという生化学物質が発見された。また、糖負荷試験から、血糖値が急激に乱高下する低血糖症であることも判明した。

もし彼の生化学的な間違いが是正されなければ、時間が経過するにしたがい、彼の不安症状は悪化の一途をたどるだけである。彼の不安の症状を改善するのに、どれだけのザナックスが処方されねばならないのだろうか。

もしジョージが薬の服用をつづければ、彼は一生にわたりこの精神科医にとって〝お得意様〟となり、完全な依存症患者になったであろう。薬によって症状は部分的に抑えられ、改善されたとしても、治ることはない。不安の症状は表面のすぐ下に隠れつづけているのである。

では、こうした不安にどう対処すればいいのか。

不安障害を退治する新しい方法

数か月から数年もあなたを襲う不安は、脳内物質のインバランスによって発生する。あなたのかかりつけの医師が、脳内物質と心の病の関係を理解しないからといって、あなたが精神科医のところに行き、やみくもに抗不安薬を処方してもわねばならない理由はどこにもない。また、心理カウンセラーとの話し合いだけで、脳内物質のインバランスを是正できるわけでもない。

脳科学が発達したおかげで、脳がどのように機能するかもだんだんわかってきた。そのうえ、血液、尿、毛髪を病院で検査することで、伝達物質、ホルモン、栄養素の不足、有害物質の蓄積の有無が調べられるようになった。だから、一生を通して不安におびえ、身体の不調に苦しんでいる必要はなくなった。

もしあなたがこういった試験を受けることができなくとも、症状が該当するなら、本書に記載されている栄養療法を実験的に試す価値がある。というのは、これらの天然の物質には、薬ほどの毒性がないからである。血液や尿検査をしようとしまいと、あなたの脳内物質のバランスを回復し、不安障害を解消できればいいのである。

なぜ抗不安薬を服用しないのか

不安を取り除くのに抗不安薬を服用すれば、すばやい効果が期待できるし、現に、よく効く。抗不安薬の代表は、バリウム、リブリウム、ザナックス、アチバンで、どれもベンゾジアゼピン誘導体である。ベンゾジアゼピン誘導体は、脳内で抑制性伝達物質のギャバを放出させ、脳の異常な興奮を鎮める。

最初のうち、だれもベンゾジアゼピン誘導体によって引き起こされる依存症を予測できなかったが、次第に以下のことが明らかとなった。これらの抗不安薬を服用すると、耐性がどんどん増していき、同じ用量では効かなくなっていく。そうなると、不安を鎮めるために、用量を増やしていくしかない。

アメリカでは、処方された抗不安薬を服用しつづけた多くの人々（女性に多い）が依存症にかかり、悪夢のような人生を歩んでいる。こういうことだ。彼らは、抗不安薬を服用しているときは疲れ切ってなにもできない状態に陥るが、用量を減らしたり、薬を中断すると以前よりさらに悪化した恐怖心、発汗、ドキドキ、胃のむかつき、震え、パニックなどに苦しむ。

アメリカの医師がたえず参照するのが、PDR（アメリカの医師用卓上参考書）と呼ばれる卓上参考書だ。PDRには、これらのベンゾジアゼピン誘導体は、短期間だけ処方するようにとの警告が記載されているが、これらの処方薬を数年間も飲みつづけている患者が多い。

ある男性は、精神科医に抗不安薬を数年間も処方され、すっかり疲れ切った状態になった。心配した家族が、彼を分子整合精神医学を実践する医師のもとに連れていった。この医師は、彼が毎日服用する薬の量を徐々に下げていくと同時に、脳内でほとんど空になったギャバを増やしていった。

最初の訪問から八週間がすぎて、彼の不安は鎮まり、体調も改善されて、家に無事に戻った。しかし、彼が薬を完全に断つまでには、なお数週間を要したのである。

精神科医は、依存性のある薬を長年にわたって処方しつづけてきた。とりわけ、このことが顕著なのが抗不安薬である。多くの医師は、これらの薬には依存性がない、あるいは、患者が悪いから依存症が発生するという誤った認識を持っていた。

アヘン依存症を治療するためにモルヒネが使われた。後に、コカイン依存症の治療にはヘロインが利用された。バルビツール酸誘導体やベンゾジアゼピン誘導体は、抗不安薬として今でも広く処方されているが、発売から二十五年を経過して、これらの薬の持つ依存性がようやく認識されるようになった。

PDRによれば、リブリウム、ザナックス、アチバンは短期間だけ不安の緩和に処方することになっている。事実、リブリウムとアチバンを長期間使用したときの効果は、臨床試験によって確認されたことがない。ここでいう〝長期間〟とは、四か月以上を指している。

PDRは、ザナックスについてこう明記している。「一時的な不安の治療に推奨される服用量（〇・七五〜四・〇ミリグラム）の短期間の処方であっても、依存症が発生する危険がある。……薬を中断すると、頻度も強度も薬を服用する以前よりもはるかに激しい症状が再発することがある。とにかく、服用量の減少は、医師の監視下において慎重に行わねばならない」。

また、アチバンについてPDRは、こう述べている。「禁断症状は、バルビツール酸誘導体やアルコールの場合と似ている。服用を急激に中断すると、けいれん、震え、吐き気、発汗などが発生することがある」。

これらのベンゾジアゼピン誘導体に患者を助ける力はない。ただ、あなたの不安を一時的に緩和するけれども、その代償に長期間の服用によってあなたを依存症にするのである。

あなたは不安障害かもしれない

人が不安でどうしようもない状態になることを〝不安障害〟と呼んでいる。不安障害には全般性不安障害、パニック障害、恐怖などがある。全般性不安障害の特徴は、精神過敏状態が半年以上つづき、それによる状態も改善しないことである。パニック障害や恐怖は、合理的な説明のつかない恐怖心がさざ波のように襲ってくる。どれも本物の危険は存在しない。しかし、危険がまるで本当に自分を襲ってくるかのごとく感じることで、恐怖心を抱くのである。

不安障害の症状は、心臓がドキドキする、血圧が上がる、冷や汗をかく、身体や手足が震える、呼吸が速くなる、息苦しい、吐き気をもよおす、お腹に不快感がある、自分が自分でなくなる、などである。この鍵を握るのが、アドレナリンというホルモンである。

あなたが一人で歩行中に突然、車が接近してきたり、雨上がりの暗い夜道に大きなヘビを発見したとしよう。あなたの身に危険が迫ったこのとき、副腎からアドレナリンが大量に放出される。そしてあなたは瞬間的に身をかわすはずである。

緊急時のホルモンであるアドレナリンは、あなたを「戦うか、逃げるか」という戦闘態勢にし、脳に押し寄せて、とっさの行動をうながす。不安障害が起こるのは、たとえ本物の危険が迫っていなくても、それを想像するだけで、あたかも本当の危険が迫ったかのごとく反応してしまい、アドレナリンが放出されるからだ。

また、不安障害は、血液中のブドウ糖レベルが低下（低血糖）して起こる症状の一つである。これは生化学的には容易に理解できる。こういうことだ。ブドウ糖レベルが急激に下がるのは、ブドウ糖をエサにして生きている脳の神経細胞には死活問題である。このまま放置すると、意識を失い、最終的には死んでしまう。

低血糖はヒトにとって緊急事態であるから、副腎からアドレナリンが血液中に放出される。アドレナリンは肝臓に作用して、肝臓に蓄えたグリコーゲンをブドウ糖に分解し、このブドウ糖が血液中に放出され、脳に送られて事なきを得る。

不幸なことに、脳がガソリンを失い正常に機能しないときに、アドレナリンが脳を刺激すると、不安やパニック障害を起こすのである。

不安障害を発生させる原因

不安障害におびえる人は、なかなか自分のことを表現できない。そして不安障害の症状は、心理的なものにも見えるが、心理カウンセリングを受けたところで不安障害の根本的な解決にはならない。心の病は、脳内物質のバランスが崩れているから発生するのであり、これを是正してはじめて治る。では、不安障害の人の脳内物質のバランスの崩れとは何か。

アメリカでは分子整合精神医学を推進する医師は、これまでに多くの不安障害の患者の治療にあたってきた。そのプロセスで、医師は、生化学的な原因を追跡し、発見し、その原因を生化学的に測定する方法を開発してきた。こうして突き止められた生化学的なインバランスを不足している栄養素を補給することにより是正することで、不安障害の人が治るか、症状が改善している。

では、不安障害を発生させる生化学的なインバランスとはどんなものなのか。要約すると、以下の五つになる。

①ピロルリア
②低血糖症
③栄養素の不足
④乳酸レベルの上昇
⑤興奮性伝達物質の過剰

それぞれを見ていくことにする。

ピロルリアが原因で発生する不安障害

ピロルリア（ピロール尿症）は、尿中に〝クリプトピロール〟（単にピロールとも呼ぶ）という物質が多く検出される障害である。ピロールは血液の成分で酸素を運搬するヘモグロビンという赤色のタンパク質をつくるときに副産物としてできてくる物質だが、生体にはまったく役立たない。

健常な人では一〇〇ミリリットルの尿中に四〜八マイクログラムのピロールが見出される。軽度のピロルリアでは、この値が一〇〜二〇マイクログラム、中程度のピロルリアでは二〇〜五〇、深刻なピロルリアでは五〇以上になる。

しかし、尿中ピロールの分析でやっかいなのは、適切なサンプルが試験機関に届かないことだ。この物質は、常温や、光に当たると迅速に分解してしまうため、採尿して直ちに冷凍し、そのままの状態で試験機関に送付しなければ、ピロールの正確な測定はできないからである。このため、アメリカでも尿中ピロールの測定は容易ではない。

もっと簡便な方法がある。それは、症状からピロルリアなのか、そうでないかの見当をつけることである。これまで三十年にわたり栄養療法をつづけ、一万四千人以上の患者を治療し、二百以上の学術論文を発表してきたファイファー治療センター（イリノイ州）のウイリアム・ワルシュ博士は、ピロルリアの特徴的な症状に、発育不足、不快な体臭、思春期の遅れ、皮膚のひっかき傷などをあげている。

もって生まれた体質によってピロルリアになりやすい傾向の人がいる。たとえば、イリノイ州のある女性の生んだ五人の子ども全員がピロルリアであった。そして彼女のピロール値は一五〇を超えていた。

たいていの人の尿中にはごく少量しか存在しないピロールだが、以下にしめす特定の人の尿中には異常に多く存在することが確認されている。

統合失調症患者の三〇パーセント
精神疾患患者の四〇パーセント
健常人の一〇パーセント
精神疾患をかかえる子どもの二五パーセント
アルコール中毒患者の四〇パーセント

このことから、生体内におけるピロールの化学反応の異常（代謝異常）と心の病には密接な関係があることがわかる。では、ピロールが尿中に多いということは、どういう意味があるのだろうか。

まず、ピロールは、ビタミンB_6の持つアルデヒド基と化学反応を起こし、両者が合体する。これをピロール-B_6複合体と呼んでいる。この複合体は尿に溶けて体外に排泄されるため、脳だけでなく、生体のさまざまな箇所でB_6不足になる。

さらに困ることがある。それは、ピロール-B_6複合体が生体でもっとも多くの酵素の補因子となっている亜鉛を捕らえ、これもいっしょに尿に溶けて排泄されることである。だから、ピロルリアになると、B_6と亜鉛が脳と身体から失われ、感情が不安定になるなど、精神医学的にも重大な障害を引き起こす。

こういうことだ。B_6は、脳内でアミノ基を移動させる酵素の補因子となり、多くの伝達物質の生産にかかわっているため、脳内の伝達物質のバランスを保つのに欠かせない。

もしB_6が不足すれば、ドーパミン、ノルアドレナリン、セロトニン、メラトニンが十分にできない。そうなれば、脳の興奮が足らなくなり、やる気が失せ、うつ病が発生する。また、しくみはまだ解明されていないが、その反動によって、脳がやたらに興奮して不安障害に陥ることもある。

生体ではピルビン酸から乳酸ができる。乳酸は〝疲労物質〟であるとともに、蓄積すると不安を発生させる〝不安物質〟でもある（一六二ページ参照）。

B_6はこの化学反応を遅れさせるはたらきがあるから、もしB_6が不足すると、乳酸が蓄積するため、不安になる。B_6は酵母、レバー、肉類、カツオ、カワハギ、マグロなどの魚類、ダイズ、アズキ、ソラマメなどのマメ類に多い。

亜鉛不足は多くの障害の原因となる。脳で亜鉛は少なくとも百種類以上の酵素の補因子となっているから、亜鉛不足は感情を著しく不安定にする。不安とうつ病は、点滴からの栄養補給によって発生した亜鉛不足の患者には頻繁に見られる。こうした患者は、亜鉛をサプリメントとして補給することで、うつ病から迅速に回復できる。

亜鉛は、免疫系のはたらき、脳の発達やそのはたらきに重要な役割をはたしている。だから、亜鉛が不足しようものなら、脳の発育や性的な発達が遅れ、食欲不振、味覚異常や嗅覚障害、イライラ、疲労、無感動、健忘症、うつ病、といった多くの感情にかかわる障害が発生する。また、最近の十年で、亜鉛不足と拒食症に因果関係があることが五十以上の論文で報告されている。

それから、亜鉛には、脳から、銅、鉛、水銀、カドミウムなどの有毒な重金属を取り除くはたらきがあることが判明している。脳内で亜鉛が欠乏すれば、銅レベルが上がり、パラノイア、暴力、気分の激変、この世の現実にはありえないもの見る幻覚や、だれもいないのに音が聞こえる幻聴などが発生しやすくなる。

鉛がハイレベルになると、学習や行動に障害をもたらす。水銀の毒性は、不安や感情の不安定化、過剰な反応、不眠を招く。カドミウムがハイレベルになると、多動（落ち着きがなく、動きまわること）や幻覚を引き起こすばかりか、脳の神経細胞にダメージを与える。

ここまでの議論から、ビタミンB_6と亜鉛を適切なレベルに保つことは、脳と身体の健康を維持するための絶対の条件であることがわかる。もしこの条件が満たされないと、もともと心身ともに健康な人であっても、感情が安定しなくなってしまう。
もしピロルリアの人が適切な治療を受けないならば、孤独を好み、ストレスを受けるような厳しい状況を避けて生きるようになることが判明している。

○ピロルリアが原因で発生する不安障害にとりたいサプリメント

ピロルリアは栄養療法で迅速に改善する。一週間以内に改善の兆候が現れ、三〜六か月以内に回復する。しかし、食事による摂生は一生にわたって継続しなければならない。

ビタミンB_6：一回一五〇mgのビタミンB_6を朝食後と夕食後に一日二回摂取。

亜鉛：一回一〇mgの亜鉛を朝食後に一日一回摂取。

マンガン：一回五mgのマンガンを夕食後に一日一回摂取。

もともとピロルリアではマンガンが不足しているが、亜鉛をとることでこの不足はいっそう顕著になる。マンガンはうつ病の発生を妨げ、コリンをアセチルコリンに変換するのを助ける。マンガンは四十歳以上の人の血圧を上げることがあることに注意。もしこれが起こったら、血圧がもとにもどるまで、マンガンの摂取を中止する。

マグネシウム：一回三〇〇mgのマグネシウムを朝食後に一日一回摂取。B_6を大量に摂取することで、マグネシウムの消失が起こることがあるからである。

ナイアシンアミド：一回二〇〇mgのナイアシンアミドを朝食後と夕食後に一日二回摂取。

トリプトファンからナイアシンをつくるのにB_6が必要。しかし、ピロルリアではナイアシンが不足しやすいため、ペラグラのような症状が発生することがある。アブラハム・ホッファー博士は、ピロルリアからの回復を速めるのに、ナイアシンの摂取が有効なことを報告している。

パントテン酸とビタミンC：一回二〇〇mgのパントテン酸と一回二五〇mgのビタミンCを一日一回摂取。

パントテン酸とビタミンCは「抗ストレスビタミン」で、ピロルリアによって発生した緊張による副腎の疲労からの回復には欠かせない。ストレスの多い人は、弱った副腎を助けるためにパントテン酸とビタミンCの摂取を忘れないように。

低血糖症が原因で発生する不安障害

もし不安や不安定な感情を発生させるための処方箋はなにかと問われれば、ジャンクフードが回答である。ジャンクフードとは、栄養素の乏しい食物のことで、カロリー（エネルギー）だけは高いのだが、ビタミンやミネラルといった微量栄養素が極端に少ない食物のことである。その代表が、ファストフード、砂糖たっぷりの食品、箱に入った甘い食品である。

読者は、ジャンクフードから脳と身体を健康に運転するのに最適な栄養素を得られると心底から思えるだろうか。愛車に良質のガソリンを注入するあなたが、自分の脳のガソリンの質を考慮しないのは理不尽というほかない。

ファストフードは、やわらかく、甘く、塩味が効いていて、口あたりがよい。だから、どんどん食べる。そこが食品会社のつけめだ。こうしてファストフードを楽しむ人は、過食になって太る。その一方で、ファストフードにはビタミン、ミネラル、ファイバーなどが著しく不足している。

しかも、ジャンクフードには砂糖や精製デンプンが大量に含まれているため、食べてすぐに血糖値が上がる。高血糖が脳にきわめて悪影響をおよぼすことは第二章で述べた。ジャンクフードやファストフードの特徴は、「安い、うまい、脳に悪い」の三つである。

ジャンクフードを毎日食べつづけたときの災いは、つぎの二つである。

①多くの生化学的な研究によって、ビタミン、ミネラル、必須脂肪酸、アミノ酸が生体で不足したときに、感情が定まらず、不安な気持ちになることが判明している。

②砂糖や単純デンプンの摂取量が増えれば増えるほど、一度に多くのインスリンが放出されるため、脳のガソリンであるブドウ糖が血液中から減少し、低血糖症状が発生しやすくなる。

脳がエネルギー不足のときに、不安に襲われやすい。血液中のブドウ糖レベルの低下は空腹と疲労だけを引き起こすという定説を信じてはならない。フロリダ州の医師ステフェン・ジーランドは、一千二百人の低血糖症の患者から症状を集計し、分析した。その一部はつぎの通りである。

○神経質、九四パーセント
○イライラ、八九パーセント
○消耗、八七パーセント
○冷や汗や身体の震え、八六パーセント
○いわれのない不安や持続性の心配、六二パーセント
○脈拍が速くなる、五七パーセント
○心臓がドキドキする、五四パーセント
○パニック、呼吸が浅くなる、三七パーセント

食事があなたの経験している不安に大きくかかわっていることは明らかである。もしあなたが、砂糖づけの食生活をつづけているのなら、第二章を確認していただきたい。低血糖症の糖負荷試験を受けるのは理にかなっている。

この試験を受けられるクリニックを本書の末尾に掲載しておくが、遠隔地にお住まいで利

用が困難な方もいらっしゃるだろう。そこで、これよりずっと安価でなおかつ、今日から簡単に実践できる方法を紹介しておく。それは、今のあなたの食事を第二章で紹介したスローフードを中心にした低ＧＩ食品に代えることである。

栄養素が原因で発生する不安障害

ビタミンＢ群を摂取すると不安が軽くなることがある。事実、不安障害に見られる多動、神経質、疲労、うつ、心配、不眠などの症状は、ビタミンＢ群の一つであるナイアシン（またはナイアシンアミド）の不足によっても生じる。

ビタミンB_3には、ナイアシンとナイアシンアミドの二つの形がある。中性のナイアシンアミドは、分子中にプラスやマイナスの電荷のあるナイアシンよりも脂溶性がはるかに高いため、脂肪でできた血液‐脳関門をナイアシンよりも容易に通過し脳に入っていく。同じB_3でも、中性のナイアシンアミドはナイアシンより好ましいのである。

ナイアシンアミドで不安障害が治ることがあるとは信じられないかもしれないが、本当のことだ。ホフマンロッシュ社は、抗不安薬バリウムがベストセラーになり、大儲けした。しかし所有するバリウムの特許が切れた直後の一九七九年、同社は、「ニコチン酸アミドはべンゾジアゼピンに似たはたらきをする脳の構成要素である」という題名で論文を発表した。

こういう意味だ。ニコチン酸アミド（ナイアシンアミドの別名）は、バリウムなどのベンゾジアゼピン誘導体のすべての薬と同じしくみではたらき、ただ一つちがうことは、バリウムと異なり、ナイアシンアミドには依存性がないことである。

では、なぜ、ナイアシンアミドが抗不安薬として利用されていないかというと、理由は単純で、ナイアシンアミドは、天然の物質のためパテントの対象とならないからである。

アブラハム・ホッファー博士とハンフリー・オズモンド博士は共同で、脳内物質のバランスを獲得し、心を平安にし、感情を安定させるのに、毎日、大量のナイアシンアミドをとらねばならない人がいること、しかも、これが遺伝（すなわち体質）で決まっていることを報告している。

ナイアシンアミドは水溶性のビタミンであるから、生体に長く貯蔵されることはない。一日、一～三グラムのナイアシンアミドを二～三回に分けてとることで、不安障害に対して多くの成果が得られている。

ただし、ナイアシンアミドの大量摂取によって、吐き気がつづくようであれば、あなたの肝臓がそれだけ多くのナイアシンアミドを取り扱うことができないということである。この場合、ただちに摂取を中止すること。そして再度、ナイアシンアミドを試みるときは、服用量を半分か三分の一に減らして様子を見るのがよい。

脳を不安な状態から解き放つのに、ナイアシンアミドと協力してはたらいているビタミンB群を以下に紹介しよう。

○B_1（チアミン）が不足すると、心の混乱、感情の不安定、無気力、うつ病、疲労、騒音に対して過敏になる。

○B_2（リボフラビン）が不足すると、神経が変質してしまうのと、栄養素をエネルギーに変換することができなくなるから、感情が不安定になる。

○B_5（パントテン酸）が不足すると、睡眠障害に陥り、副腎が疲れ弱り、不安な気持になる。

○B_6（ピリドキシン）の不足は、ピロルリア（ピロール尿症）によって発生する。

○B_{12}（シアノコバラミン）の不足によって心が混乱し、神経の変質が起こり、集中力が低下する。

○葉酸の不足によって神経ネットワークの萎縮、落胆、イライラが発生する。

不安障害を撃退する秘密兵器イノシトール

不安障害を撃退するもう一つのB群は、長い間、目立たない存在であったイノシトールである。ごく最近までイノシトールの欠乏症は不明だった。しかし一九八〇年代にプリンストン脳研究所は、イノシトールに抗不安薬のリブリウムとよく似た鎮静効果があることを発表した。

当時、カール・ファイファー博士は、イノシトールが脳内で重要なはたらきをしている伝達物質と関係することを知っていたが、サプリメントとしてイノシトールをとることで、脳にどんな効果があるかまでは考えていなかった。

しかし一九九六年、イスラエルのメンデル・フラックス博士のチームが、イノシトールがセロトニンの効果をコントロールする物質に変化することを発見した。さっそく彼らは、この知見を強迫性障害の治療に応用した。一回一八グラムのイノシトールを一日に三回、六週間強迫性障害の患者に与えたところ、その症状が著しく改善したことを「アメリカ精神医学会誌」に発表した。その効果とスピードは、強迫性障害の治療のために処方されているプロザックやルボックスといったＳＳＲＩと同じ程度であったばかりか、むしろ副作用がない点で勝っていた。

セロトニンの効果をコントロールするイノシトールは、強迫性障害だけでなく、パニック障害の治療にも利用され、それ自体が不安を鎮める抑制性伝達物質であることが証明された。

もしあなたが、〝砂糖たっぷりの菓子類〟を無性に食べたくなったときには、砂糖を代謝するのに大量のビタミンＢ群を消費しなくてはならないことを思い出してほしい。もしあなたが感情を安定させたいと思うなら、砂糖たっぷりの甘いスナック菓子、コーラ、ドーナッツを口にするのではなく、タンパク質の豊富なクルミ、カシューナッツ、アーモンドなどのナッツ類をとってほしい。

血液中の乳酸レベルの上昇が原因で発生する不安障害

糖類と疲労物質である乳酸のレベルには密接な関係がある。その関係は、砂糖や精製されたデンプンを食べれば食べるほど、乳酸レベルが上がることだ。では、乳酸レベルが上がると、疲労を感じる以外にどんな問題が発生するのか。

カルシウムは脳の興奮を抑えるはたらきがある。このカルシウムにくっつくのが乳酸。このため、カルシウムに乳酸がくっついた分だけ、血液中のカルシウムレベルが下がる。こうして脳の興奮が抑えられなくなり、不安になる。

たとえば、低カルシウム状態は乳酸ナトリウムを注射することによって人工的につくり出すことができる。このとき、脳の興奮が高まり、不安障害の症状が現れる。

乳酸から水素が取り除かれる（酸化する）とピルビン酸ができる。この反対に、ピルビン酸に水素がくっつく（還元する）と乳酸ができる。このように生体ではピルビン酸と乳酸は互いに行ったり来たりしている。これを化学では平衡《へいこう》状態にあるという。

この平衡は、特定の物質を大量に摂取するとピルビン酸が減少し、乳酸が増える方向に移動する。その特定の物質というのは、砂糖、カフェイン、アルコールである。これらの物質を多くとると、乳酸が血液中に蓄積し、疲労と不安が発生する。

幸運なことに、マグネシウム、カルシウム、ナイアシンは、この平衡をピルビン酸が増える方向に移行させる。マグネシウムは不安をやわらげ、ナイアシンは乳酸から水素を奪いピルビン酸にする化学反応を助け、乳酸レベルを下げることで、不安の発生を抑える。

ピルビン酸には不安を取り除く効果があるが、これに加えて、体重を落とし、細胞にエネルギーを供給し、持久力を高める効果もペンシルベニア州のモンテフィオーレ大医学部教授R・T・スタンコによって「臨床における栄養」という雑誌に報告されている。

アメリカで行われた多くのピルビン酸にかんする臨床試験では、カロリーを同じだけ摂取した場合、ピルビン酸を添加した食品を食べた人は添加しない食品を食べた人よりも体重が減少していた。別の試験では、身体の耐久力は、ピルビン酸のサプリメントを摂取したグループは、偽薬を摂取したグループよりもすぐれていた（参考文献5、6、7）。

要するに、ピルビン酸のサプリメントを摂取することで、ピルビン酸レベルが上がり、乳酸レベルが下がることが確認されている。

興奮性伝達物質の過剰が原因で発生する不安障害

脳内物質には、ノルアドレナリンやドーパミンなど脳を興奮させるアクセルになっているものと、ギャバ、グリシン、タウリンなど脳の興奮を抑えるブレーキとしてはたらいているものがある。アクセルとしてはたらく興奮性伝達物質が優勢になりすぎると、ストレスを誘い起こし、アドレナリンの放出をうながす。

このとき、心臓は強く速く動き、脳は覚醒し、注意力が増し、感覚は鋭くなる。このことは脳の覚醒のシグナルである強いβ波が多く見られることからもわかる。こうしたすべての変化は、もし、わたしたちが突然、命の危険にさらされる状態に直面した場合にはとても有利にはたらく。

しかし、わたしたちのある者は、これよりずっと危険の少ない状況においてさえ、重大な危機に直面したときとまったく同じ警戒反応をしめす。たとえば、アルコール中毒から回復して間もなくの人は、彼らの脳を沈静化させるアルコールがないので、神経が過敏になっている。過敏な人の脳は、ふつうの人ならなんでもない程度の刺激に対してさえ過剰に反応してしまうのである。

興奮性伝達物質の過剰によって発生する不安は、天然の栄養素である抑制性アミノ酸をうまく使うことで鎮めることができる。それがどんなアミノ酸なのかを以下に紹介しよう。

○トリプトファン

セロトニンは、脳の極度の興奮による感情の爆発を抑えながら心を平安にし、感情を安定させる「感情物質」である。セロトニンの原料となるアミノ酸はただ一つ、トリプトファンだけである。

市場には多くの抗うつ薬が出回っているが、そのほとんどすべては、脳内でセロトニンのはたらきを応援するものである。トリプトファン摂取による不安障害、パニック障害、強迫性障害の治療効果は、すでに多くの論文で明らかになっている。

○ギャバ

脳の興奮を抑えるブレーキのなかで、ギャバは、もっとも頻繁に活躍する伝達物質である。バリウム、リブリウム、アクチバンなどベンゾジアゼピン誘導体の多くの抗不安薬は、ギャバ受容体にくっつき、まるでギャバであるかのごとく振る舞うことで脳を鎮静させ、感情を安定させている。

しかし、ベンゾジアゼピン誘導体を長い間服用するとギャバが枯渇し、まず、耐性が発生し、やがて依存症に移行する。ベンゾジアゼピン誘導体による依存症から回復する手だてがある。それは、枯渇したギャバを脳内に再度供給することである。

○グリシン

グリシンはおもに脳や脊髄で神経の興奮を鎮め、固さや緊張を緩和する。

○タウリン

タウリンは、神経系で興奮性シグナルの強度を抑える。心筋の周辺で多く存在する。わたしたちの脳内でも興奮を抑えるブレーキ役になっている。

○不安障害にとりたいサプリメント

不安は、ビタミン、アミノ酸、ピルビン酸の不足から発生することがある。この場合、アミノ酸やビタミンB群をとることで、不安な心の状態から迅速に解放される。ピルビン酸は脳の興奮を鎮め、感情を安定にする。

すべてのビタミンB群とCは水溶性なので、過剰摂取による副作用を心配する必要はない。アミノ酸もまたかなり安全である。

①トリプトファン：一回一五〇mgのトリプトファンを朝食後、昼食後、夕食後の一日三回摂取。

②ギャバ：一回六〇mgのギャバをを朝食後、昼食後、夕食後の一日三回摂取。

③**カルシウム／マグネシウム：**二〇〇mgのカルシウムと一〇〇mgのマグネシウムを一日一回摂取。

カルシウムは骨や歯の主成分であるばかりか、脳の興奮を鎮めてくれる。マグネシウムは不安をやわらげる。そしてカルシウムとマグネシウムの摂取比率は二対一が理想とされている。

④**ビタミンB群：**一回二五mgのビタミンB群を朝食後と夕食後の一日二回摂取。

⑤**ナイアシンアミド：**一回二〇〇mgのナイアシンアミドを朝食後と夕食後の一日二回摂取。

⑥**イノシトール：**一回四gのイノシトールを朝食後と夕食後の一日二回摂取。

⑦**ビタミンC：**一回二〇〇mgのビタミンCを朝食後と夕食後の一日二回摂取。

⑧**グリシン：**一回二〇〇mgのグリシンを朝食後と夕食後の一日二回摂取。

⑨**タウリン：**一回二〇〇mgのタウリンを朝食後と夕食後の一日二回摂取。

第五章

心の病を治す②――うつ病の原因と対処法

心のかぜ、うつ病は怖い

生きていれば、だれだって気分が落ち込むことがある。日常生活で腹立たしいことや不快なことに遭遇するのは、避けられないからである。たとえば、こうだ。お得意さまから取引きの中止を通告された。これを上司に報告すると一方的に非難された。目標としていた営業成績に到達しなかった。人事異動で希望していた部署に配属されなかった。新しい上司は気むずかしい。近所の人があいさつもしない。失敗の原因を自分には関係ないのに、まわりから自分のせいにされた。疲れて帰宅すると、妻が愚痴をいう。夫がちっとも話を聞いてくれない。

これらはどれも、立腹、不快、気分の落ち込みの原因が明らかで、それさえ取り除けば心のマイナス状態から回復するから、うつ病ではない。しかし、原因を取り除いても心のマイナス状態から回復しない場合には、うつ病が疑われる。

うつ病は強い悲しみと失望感のために、生きている喜びが感じられず、やる気がなくなり、あらゆることに興味が持てなくなり、無気力になる心の状態をいう。うつ病の本質は、脳のエネルギー不足、脳の興奮不足にある。

うつ病には精神症状と身体症状がある。精神症状は、気分の落ち込み、悲しみ、興味の喪失、人に会いたくない、自分を価値のない人間と思う、家族に申し訳ない、集中力がないなどだ。気分は一日のうちでも変動があって、午前中は調子が悪いが、午後になってすっかり改善することがある。

身体症状は、寝つけない、夜中に何度も目がさめるなどの睡眠障害（睡眠時間の減少）、食欲不振、倦怠感、便秘や月経周期の変化などだ。

ＷＨＯ（世界保健機関）の推計によると、日本人のうつ病患者は人口の四〜六パーセントとされているから、約四百八十万〜七百二十万人がうつ病に苦しんでいることになる。本人がうつ病とは気づいていない、または医者にかかっていない患者を含めると、わが国のうつ病患者は一千万人をゆうに超えるだろう。

アメリカ精神医学会の発行しているＤＳＭ‐４（診断と統計のためのマニュアル第四版）によれば、一生のうち一度はうつ病にかかる割合は、女性が一〇〜二五パーセント、男性は五〜一二パーセントになっている。

うつ病の苦しみは心や身体を襲うばかりか、患者の命まで奪うことさえある。アメリカでは毎年約三万人の自殺者がいるが、このうちの多くはうつ病が直接あるいは間接の原因と推測されている。この数値は過小評価であろう。というのは、うつ病の自殺者は他の死因に分類される方法で死ぬ場合もあるからだ。たとえば、自動車事故による死亡の何割かは自殺と考えられる。

警察庁のまとめによると、わが国の自殺者は、一九九八年以降、年間三万人を超え、二〇〇三年度は三万四千四百二十七人に達した。そして、不慮の事故による死者は約三万五千人にもおよんでいる。自殺者の七割にうつ病が存在したというし、うつ病者の一割が十年以内に自殺するとも言われている。うつ病は「心のかぜ」などと呼ばれるが、じつは、命にかかわる危険な心の病でもあるから、油断できない。

うつ病経験者の一割は、うつ状態の他にこれと正反対の躁状態がたまにやってくる躁うつ病（双極性《そうきょくせい》障害）でもある。

躁状態では、睡眠時間が減少し、活動が活発になり、自分を偉大だと思いこみ、他人を攻撃したり、怒りっぽくなる。また、性欲の亢進によって見境のない性行動に走ったり、車を乱暴に運転したりする。躁状態は自己破壊的であるから、本人に被害がおよぶばかりか、まわりにも多大な迷惑を与えることになる。躁病には、本人もまわりもかなりの注意を払わねばならない。

興奮性伝達物質の枯渇は原因の一つにすぎない

うつ病についての多くの研究から、三つのことが明らかになっている。一つめは、身体的、感情的、性的に虐待された経験のある子どもは、大人になってうつ病にかかりやすいこと。二つめは、失業、配偶者との死別や離婚などの喪失もまたうつ病の引き金となること。三つめは、もしこのような人生での暗い出来事が継続するならば、脳内物質のバランスに悪い影響をおよぼすこと。

精神療法は心を癒す効果があることは明らかである。しかし話し合いだけで脳に発生したダメージを十分に修復するのは無理である。また、人気の高い抗うつ薬を長く服用していても、いっこうに症状の改善しないうつ病者はあまりに多い。

彼らのかかっている医師は、一種類以上の抗うつ薬を処方してきたが、処方箋を書く前に、うつ病の原因となる生化学的な多くの原因を考察することもないし、もちろん検査などしない。

では、なぜ抗うつ薬が効かないことが多いのか。その理由をこれから説明しよう。そもそも、抗うつ薬は、うつ病はセロトニンやノルアドレナリンの不足によって発生するという仮定にもとづいて設計されている。処方も当然この仮定にしたがっている。

ここに大きな落とし穴がある。それは、セロトニンやノルアドレナリンの枯渇は、うつ病の原因の一つにすぎないということである。あなたのうつ病の原因がセロトニンやノルアドレナリンの枯渇でない場合には、いくら抗うつ薬を飲んでも効かないのは当たり前である。

それでも、気休めに抗うつ薬を飲みつづける患者がいる。この人は薬の本当の恐ろしさを知らない。脳にとって不必要な伝達物質を人工的に増やす行為を強制すれば、抗うつ薬は不適当であるばかりか、むしろ脳に有害である。そして肝臓に障害が発生することも考えられる。

長年にわたってうつ病の薬物による治療成果を追跡してきた、テキサス大医学部教授のセイモア・フィッシャーとニューヨーク州立大医学部教授のロジャー・グリーンバーグは、「精神疾患の生物学的治療の限界」という著書の中で大意このように述べている。抗うつ薬による顕著な改善効果はわずか二五パーセントの患者に認められる。そして、新しい抗うつ薬では、その六二パーセントに偽薬と効果の点で違いが見出せなかった。

抗うつ薬の恐ろしい副作用

また、抗うつ薬には自殺や他殺を誘引するものもある。その一例がソルベイ社から販売されていたルボックス（成分はマレイン酸フルボキサミン）で、この薬の服用が、銃乱射事件の原因であると指摘された。遺族たちに告訴された同社は、二〇〇二年にアメリカでルボックスの販売に終止符を打った。しかしわが国では今でもルボックスやそれと同じ有効成分の薬であるデプロメールが販売されている。

この事件は一九九九年、コロラド州のリトルトン市という静かな住宅地にあるコロンバイン高校で発生したもので、同校二年生のエリック・ハリスとダイラン・クレボードの二人が、学校にライフルを持ち込んで乱射し、十三人を殺害、二十三人に重傷を負わせた。そして犯人は二人とも銃で自殺した。

主犯のエリックは事件の一年前から抗うつ薬ルボックスを医師から処方され服用していた。しかも、事件の三か月前から服用量が増加していた。このことからルボックスの副作用が事件の一因と指摘されたのだ。

ルボックスは、ＳＳＲＩ（選択的セロトニン再取り込み阻害剤）と呼ばれるセロトニンの脳内の濃度を高めてうつ状態を改善する薬の一つである。ＳＳＲＩの仲間には、ルボックス、デプロメール、パキシル、プロザック、ゾロフトがある。ルボックスには、憎しみ、妄想、陶酔感などの副作用があり、ティーンエイジャーには暴力を発生させる危険があることは、専門家には知られていた。

一九九九年、わが国でもハイジャック犯による「機長殺害」が世間に大きな衝撃を与えた。犯人は、飛行機オタクの青年で、周到な計画を立てて機内に包丁を持ち込み、ハイジャックした。頭脳明晰で沈着である。しかし、その彼は、コクピットでは一転して、狂暴化し、操縦桿《かん》を握った機長の首と胸、三か所に包丁を突き刺し殺すという無計画で衝動的な行動をとった。その後、彼は、操縦桿をみずから握り、操縦を試みた。乗員乗客五百十七名を乗せたジャンボ機が墜落の危機に瀕したとき、乗り合わせた別の機長パイロットと副操縦士がコクピットのドアをぶち破り、犯人を捕らえた。すんでのところで大惨事になるところだった。

この犯人もまた事件が発生する一年前から抗うつ薬のＳＳＲＩを精神科医から処方されて飲んでいたことが明らかとなった。

うつ病の症状

五人に一人は生涯に一度はうつ病を経験する。そしてアメリカでは深刻なうつ病者の七人に一人（一四パーセント）が自殺するが、別の一五パーセントは自殺を試みて失敗に終わる。うつ病を軽く見て放置してはいけないが、実際には、うつ病に苦しむ者の七〇パーセントは治療を求めていないことをＮＩＨ（アメリカ国立衛生研究所）が指摘している。

ではなぜ、うつ病者は心の苦しみをかかえながら、周囲に援助の手を求めないのだろうか。うつ病にかかることが汚名であるとか、不名誉である、あるいは、うつ病にかかるのは弱い人間だと誤解していることが理由の一つであろう。

しかし理由はどうであれ、うつ病にかかったら助けを求め治療を受けることが、肝心である。うつ病という心の病は存在する。それは、人間としての弱さによって生じるのではない。医学的な病気である。そして病気であるからには、治療法が必ず存在するはずである。

あなたやあなたの近親者はうつ病なのだろうか。うつ病の目印となる症状のいくつかを以下にしめす。

○家事や仕事ができない。孤独である
○疲労感と無気力が継続する
○決断できない

○やる気が起こらない。飽きやすく人生がおもしろくない
○無力感
○長時間の睡眠（現実から逃避するために睡眠を利用している）
○不眠（早朝に眼が覚めてしまい、眠りにもどれない）
○なにごとにも興味が持てない。たとえよい知らせを聞いても喜べない
○性欲の減退
○食欲がなく体重が減る、あるいは食欲が増進し体重が増える
○不安がつづく
○自己破壊的な行動（乱雑な性行為を含む）
○かつては大事だった人や活動に興味が持てない
○異常な短気、強い憎しみ
○死や自殺をくり返し考える

アメリカでも一九七〇年代までは、うつ病による自殺は心理的・社会的な要因で発生するという考えが支配的であった。たとえば、ティーンエイジャーや青年の自殺者は、崩壊家庭

の出身が多いことから、絶望感と拒絶感といった社会的環境からくる心理的な要因によって、彼らが薬物依存症やアルコール依存症に駆り立てられると理解されていた。

しかし、遺伝学や脳科学の研究成果がどんどん蓄積したことで、この考えは崩れた。たとえば、遺伝子がまったく同じ双子である一卵性双生児を対象にした調査では、双生児の一方にうつ病が発症した場合に、他方にもうつ病が発生する確率（これをうつ病の一致率と呼んでいる）は六七パーセントに達する。しかも、彼らが全然ちがった環境で育てられてもほぼ同じ結果になるのである。また、うつ病には性差があり、女性の方が男性よりも発症しやすいことも確認されている。

一卵性双生児を対象にした調査から、うつ病の発生には遺伝子が深くかかわっていることは明らかである。しかし、遺伝子だけでうつ病の発生が決まるわけではないことも確かである。

遺伝子は脳内物質をつくる酵素の量に影響を与えるから、それにともない、酵素を助けるのに必要なビタミン、ミネラル、必須脂肪酸の量もまた変わってくる。同じ環境で生活していてもうつ病にかかる人と、かからない人がいるのは、このためである。

今では、うつ病は、脳内の生化学的なインバランスによって発生するという考えが確立している。そして、この考えを受け入れる精神科医が増えている。ただし筆者はこう信じている。彼らのうつ病治療の回答が一律にSSRIになったのは誤りであり、うつ病を引き起こす生化学的な原因（これが本当の原因である）を追及しないで処方をつづける結果は、患者にとって深刻であり、しばしば有害である。

うつ病には、うつ病（単極性障害）と躁うつ病（双極性障害）の二つのタイプがある。どちらも、ゆううつで、みじめで、暗い気持ちになる点が共通である。しかし、これら二つのタイプの症状が異なるように、脳内でインバランスになっている物質は違う。

まず最初に、あなたの症状がどちらのタイプに属するかを調べなくてはならない。

躁うつ病（双極性障害）

躁うつ病は、エネルギー不足のうつ状態からエネルギーに満ちあふれた躁状態に突然、シフトし、ある期間をへて、再び、うつ状態にもどるというパターンをくり返す。その特徴は、発症と再発が、予測できる一定のサイクルで起こることである。ただし、ムードスイングが二十四時間以内に再発するものは低血糖症であって、ここで問題にしている、躁うつ病ではない。

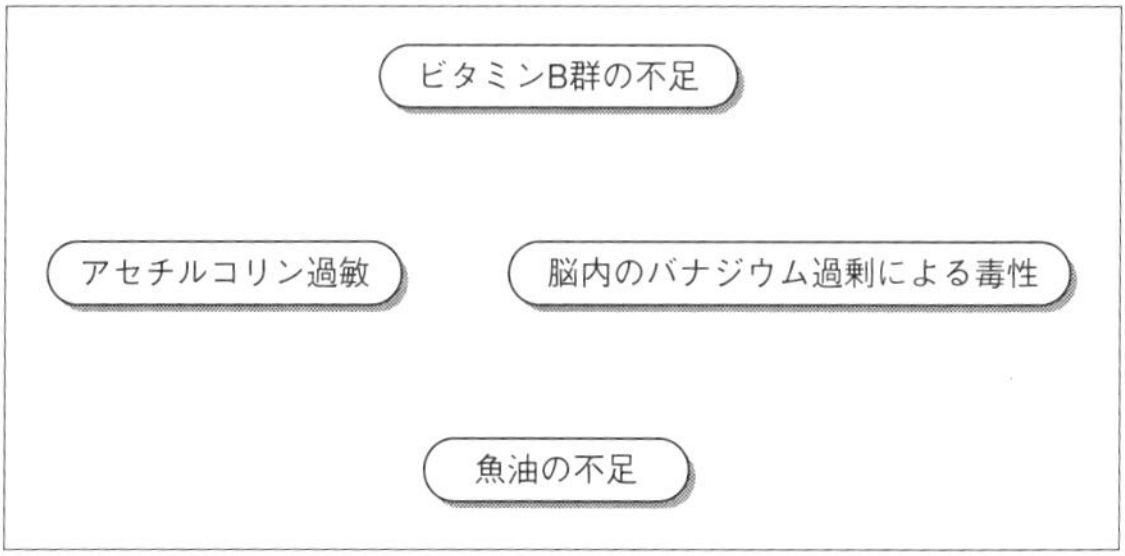

図：躁うつ病の原因

躁の症状が現れると、極度に疲労困憊《こんぱい》することがあるが、この状態から速やかに脱却するには、生化学的な介入が必要となる。躁状態では、感情は高まり、気分は爽快、しかも頭の回転がものすごく速くなる。だから、自信に満ち満ちて、そのために高慢で尊大になり、脳は過敏になり、ささいな刺激に対して強く反応して腹を立てる。睡眠時間と食欲が減少し、性欲は亢進する。

ある躁病者は、お金をむだ遣いし、婚外での性交渉に走り、大量に飲酒し、ギャンブルにうつつを抜かす。かなり自己破壊的である。他の躁病者は、自分が他人よりもはるかにすぐれていると信じる誇大妄想にかかり、他人を攻撃することもよくある。また、躁うつ病は性差がはっきりしていて、女性が男性よりも二倍多く発生している。

ある躁うつ病者の症状は別の形をとる。極端に疑い深くなり、片寄った考えに固執し、他人の言説を受け入れず、偏執《へんしゅう》的《てき》になる。躁状態では、だれかが自分を圧迫するのではなどと、ありもしないことを想像する迫害妄想がどんどん大きくなったり、あるいは、自分がこれから社会に提供しようとするすばらしい事業の妨げになる人々への怒りをあらわにする。

気分が高揚した時期に、彼らは自信過剰になるため判断力が狂う。だから、不適切な振る舞いや行動を起こしやすい。このため、彼らの仕事や人間関係に悪影響をおよぼすことがある。

つぎに、躁うつ病の生化学的な原因を探ってみよう。

アセチルコリン過敏が原因で発生する躁うつ病

ＮＩＨ（アメリカ国立衛生研究所）の研究者は、躁うつ病者は、脳の記憶にかかわる伝達物質であるアセチルコリンに過敏であると報告している。彼らは、アセチルコリンを受け取るキャッチャーである受容体に着目したところ、躁うつ病者では、アセチルコリンの受容体が健常者にくらべ著しく増加していることを発見した。すなわち、躁うつ病者ではアセチルコリンがはたらきすぎるのである。

アセチルコリンの過剰なはたらきを抑えれば、躁うつ病を改善できるのか。アセチルコリンのはたらきを妨げる物質の一つは、だれでも脳内に微量に持っているリチウムである。これは、炭酸リチウム製剤として躁うつ病の治療に現在もっとも使われている薬である。

では、これが躁うつ病の最善の治療法なのだろうか。大量に摂取されたリチウムは、アセチルコリン受容体ばかりか、他の受容体のはたらきも妨げるため、わたしたちの気分、感情、記憶に好ましくない影響をおよぼす。

たとえば、アメリカで行われた健常人を対象にした試験では、リチウムの摂取によって喜びや悲しみの感受性が鈍くなることが報告されている。

それから、リチウムが記憶力を低下させることも判明している。また、躁うつ病をやわらげるのに必要とする大量のリチウムの摂取は神経ネットワークに有害で、多くの患者に身体の震えを発生させるばかりか、甲状腺の機能を低下させる。これによって代謝が弱まりエネルギー不足になるから、気分が落ち込んだり、その反動で脳が興奮しすぎて、心が混乱してしまう。

リチウムの大量摂取には、このような副作用がともなう。リチウム以外に躁うつ病を治療する物質を見つけねばならない。脳内でまるでリチウムのようにはたらき、なおかつ安全な物質が、タウリンというアミノ酸である。抑制性伝達物質のタウリンは、アセチルコリンのような興奮性伝達物質の効果を相殺《そうさい》する。

しかも躁うつ病者の脳内では、タウリンレベルが極端に低下していることが判明している。タウリン不足は、甲状腺の機能を低下させ、眠気、うつ病などを引き起こすが、この影響は男性よりも女性に大きく、たとえば、躁うつ病の発症率は女性が男性の二倍になっている。リチウムの代替に、一回五〇〇ミリグラムのタウリンを一日三回摂取するのも効果的と思われる。

ビタミンB群と魚油の不足が原因で発生する躁うつ病

躁うつ病者の八〇パーセントにビタミンB群の不足が見られる。しかも彼らの多くは、貧血気味で、B_{12}や葉酸のレベルが低いばかりか、健常人にくらべて、セロトニンとアセチルコリンを適切にはたからせるのに欠かせないイノシトールの取り込み量も少ない。

ビタミンB群は脳と身体でブドウ糖からエネルギーをATPの形で取り出す酵素の助っ人である。ただし、B群が脳ではたらくには、まず、オメガ3脂肪酸を主成分とする膜を通過し、神経細胞の内側に取り込まねばならない。

では、脳内でのビタミンB群不足を引き起こす要因はなにか。そしてこの要因がどのようにして躁うつ病をつくり出しているのだろうか。ハーバード大医学部教授のアンドルー・ストールは、これらの疑問に答えるための重要なヒントを提供した。

ストール博士は、魚をよく食べる文化のある国ほど、うつ病の発生率が低いこと、そしてアメリカ人の祖先は、ファストフード中心の現代人よりはるかに多くのオメガ3脂肪酸を摂取していたことを調べあげた。そこで一九九九年、彼は、三十人の躁うつ病者を対象に、この大事な天然の脂肪酸の効果を測るための実験を試みた。

まず、躁うつ病者三十人を二つのグループに分け、一つのグループの十四人には毎日九・六グラムの魚油《ぎょゆ》、対照群としてもう一つのグループの十六人には毎日同量のオリーブ油（偽薬）を服用してもらった。

魚油を服用したグループでは、十四人のうち九人にうつ症状の著しい改善が見られたが、オリーブ油のグループでは十六人のうち三人しか改善が見られなかった。また、試験開始から二か月後の脱落者は、魚油のグループからは二人、偽薬のグループからは半数の八人に達した。

当初、この実験は九か月間継続される予定であったが、魚油の成果がすばらしすぎたので四か月で中断された。偽薬を服用しているグループに魚油の恩恵を提供するためである。

魚油の抗うつ効果の秘密

魚油の抗うつ効果は奇跡としかいいようがない。ここでいう魚油は、DHA（ドコサヘキサエン酸）とEPA（エイコサペンタエン酸）のことで、どちらも脳の神経細胞の膜や伝達物質の受容体の膜の成分だが、サプリメントとして摂取した場合の抗うつ効果は、DHAがEPAよりも高い。これは、DHAのほうがEPAよりも脳の関所である血液‐脳関門を楽に通過できることとよく一致している。

では、魚油はどんなしくみで落ち込んだ気分を高めるのだろうか。この謎を解く鍵は、脳内におけるオメガ3脂肪酸のはたらきが握っている。

こういうことだ。脳では神経細胞がネットワークを形成し、一方の神経細胞が投げた伝達物質というボールを、もう一方の神経細胞の構えるミットである受容体にキャッチしてもらい、情報が伝わる。また、ブドウ糖、ホルモン、ビタミンなども受容体に受けとってもらってはじめて、神経細胞の内側に取り込まれて活用される。

伝達物質、ブドウ糖、ホルモン、ビタミンなどさまざまな物質が、受容体に受けとってもらい、つぎに、神経細胞に取り込まれて利用される。そして大事なことは、受容体の形は受け取る物質ごとに決まっていて、物質が受容体にピッタリおさまったときだけ神経細胞に取り込まれることだ。だから、受容体は、流れてくる物質を捕らえる瞬間、物質を正確にキャッチするために、微妙に形を変えねばならない。

もしこの膜が魚油（オメガ3脂肪酸）でできたやわらかいものなら、キャッチの瞬間、膜がうまくすべって受容体の形を調整する。しかしもしこの膜が、ラード（豚脂）やヘット（牛脂）などを主成分にしてできた硬いものなら、キャッチの瞬間、膜がうまくすべらない。このため、受容体はうまく形を整えることができないこともある。このとき、伝達物質やビタミンB群を捕らえ損ねてしまう。

最近、わが国では、魚を食べる量が減り、牛肉、豚肉、ソーセージ、ピザ、ファストフードからの飽和脂肪酸やマーガリンに含まれる非天然型のトランス型脂肪酸の摂取量が増えている（二一一ページ参照）。このため、膜が硬くなり、神経細胞が受け取る伝達物質やビタミンB群の量が限られてしまう。

この結果、脳内でのシグナルの伝達に異常が発生してしまうばかりか、ビタミンB群不足のせいでエネルギー欠乏になり、うつ病が発生することになる。しかし、オメガ3脂肪酸とB群を摂取することで、脳内でのシグナルの伝達が正常化し、B群の活躍によってエネルギーが脳に充満するので、うつ病から脱却できるのである。

バナジウムの毒性が原因で発生する躁うつ病

躁うつ病は、天然のミネラルであるバナジウムの過剰によっても発生する。一流医学雑誌の「ランセット」や「イギリス精神科ジャーナル」には、躁うつ病患者の毛髪や血液中のバナジウムレベルが極度に高いこと、そしてバナジウムレベルの上昇によって、躁状態が引き起こされることが報告されている（参考文献9〜12）。

過剰なバナジウムが脳や身体にとっての有毒物質となっているのだが、幸いなことに、大量のビタミンCの摂取によって、脳や身体が受けたダメージから回復できる。Cはバナジウムの毒性を軽減するのだが、このしくみはまだ解明されていない。おそらく、Cが電子をバナジウムに与え、バナジウムの酸化状態を下げることによって、その毒性が減少するものと推測できる。

それから、躁うつ病者のビタミンCレベルは壊血病の発生する直前まで低下していることがある。だから、Cの補給は必須である。この場合、一日に三〜五グラムのCを三回に分けて服用することが推奨される。

○躁うつ病にとりたいサプリメント

①**オメガ3脂肪酸**：一回五ミリリットル（五g）のオメガ3脂肪酸を一日二回摂取。

ＥＰＡやＤＨＡは有効だが、その弱点は高価なことだ。そこで対策を考えてみよう。生体内では、ＥＰＡやＤＨＡはαリノレン酸からつくられる。そうなると、αリノレン酸を大量に含んだ食物を食べればよいことになる。そこで一番のお勧めは、アマニ油。つぎがナタネ油と大豆油だ。これらの油に含まれているα－リノレン酸は重量比で、アマニ油の五八％、ナタネ油の一〇・二％、大豆油の七・五％だ。アマニ油をサラダにかけて食べるのもよい。八・六ミリリットルのアマニ油をサラダにかけて食べれば、五ミリリットルのオメガ3脂肪酸をとることができる。

②**タウリン**：一回一五〇mgのタウリンを朝食後と夕食後の一日二回摂取。

③**ビタミンＢ群**：一回二五mgのビタミンＢ群を朝食後と夕食後の一日二回摂取。

④**ビタミンＣ**：一回三〇〇mgのビタミンＣを朝食後と夕食後の一日二回摂取。

うつ病（単極性障害）

躁うつ病者が経験するまるでジェットコースターに乗ったかのような気分の上がり下がりとは異なり、うつ病者は、うつうつとして暗い気持ちにさいなまれる。心の内奥の悲しみが人生の全面に広がり、夢と希望を絞りとっていくかのようだ。喜びのない人生を歩むのに嫌気がさし、ときには絶望を感じる。

うつ病は、あなたを身体という監獄に閉じ込められた囚人であるかのようにしてしまう。うつ病に適切に対処するには、まず、うつ病の生化学的な原因を突き止め、分析しなければならない。

十年前までは、うつ病の原因を究明できるとはとても思えなかった。このため医師はうつ病の症状を改善することしか期待していなかったが、脳科学と分子整合精神医学の発達により、うつ病の原因がかなり明確になってきた。

そして、もしうつ病の原因を見つけ、取り除かなければ、将来、再び、みじめな気持ちに陥ってしまうこともわかっている。抗うつ薬の処方は、うつという症状をやわらげるだけの対症療法であり、一時しのぎの効果しかないが、長期的に服用をつづけると、患者にとってマイナスとなる。

うつ病を発生させるおもな原因はいくつもあるが、本書ではそのうちの四つを取り上げる。

①セロトニンやノルアドレナリンといった興奮性伝達物質の枯渇
②脳内での必須脂肪酸の不足
③ビタミンとミネラルの不足
④低血糖症、または砂糖の過剰摂取

セロトニンやノルアドレナリンの枯渇が原因で発生するうつ病

脳、内分泌系、免疫系の三者は、伝達物質やホルモンなどによって密にコミュニケーションをとっている。伝達物質やホルモンがわたしたちの気分、記憶、行動、睡眠、学習能力を左右している。こうした脳内の伝達物質は、わたしたちが食事からとるタンパク質が酵素によって分解されてできたアミノ酸が原料となり、酵素、ビタミン、ミネラルのはたらきによってつくられている。

うつ病を防ぐのに活躍するのは、セロトニンとノルアドレナリンといった二つの伝達物質である。どちらも脳内でアミノ酸からつくられる。セロトニンはトリプトファンから、ノルアドレナリンはチロシンから。抗うつ薬は、脳内でこれら二つの伝達物質のうち一つか二つをシナプスで有効活用することによって気分を高めている。

ルボックス、パキシル、プロザック、ゾロフトといったSSRIは、うつ病を改善するが、これは単に神経細胞から放出されたセロトニンが再取り込みされるのを妨げることによって、セロトニンレベルだけを人工的に上げているのである。

SSRIが大量販売された最初のころ、そのすばらしい抗うつ効果に拍手喝采が送られたが、アメリカで副作用についてのマスコミ報道や訴訟が山積するにつれ、この薬について真剣に考え直されるようになった。

最近、セロトニンとノルアドレナリンのレベルを高めるSNRI（セロトニン・ノルアドレナリン再取り込み阻害剤）という、SSRIと同じ程度の効果を持った抗うつ薬が発売された。SSRIとSNRIは、元気を出すセロトニンやノルアドレナリンといった伝達物質の絶対量を増やすことなく、利用率を高めることで効果を発揮する。

しかし、それなら毎日、セロトニンとノルアドレナリンをつくるアミノ酸のカプセルをとる方がすぐれている。こうすれば、毎日あなたは、これらの伝達物質を再装塡《さいそうてん》し、神経細胞から渾身の力で放出できるからである。

ＳＳＲＩの戦略は、伝達物質のレベルを少しも高めることなく、あなたが持つわずかな伝達物質が枯渇するのを防ぎながら、くり返し、細々と使用することである。これはすぐれた戦略ではない。

よりすぐれた戦略は、抗うつ薬の代わりにアミノ酸をとることである。その利点は、安価、安全、自然、同じ効果の四つに要約できる。

脳のアクセルとなる伝達物質をつくるアミノ酸はトリプトファン、フェニルアラニン、チロシンの三つ。あなたのうつ症状は、どの伝達物質が不足しているかによってかなり違ってくる。では、あなたに不足しているアミノ酸はどれなのか。それを突き止めるのに、つぎのことを参考にしてほしい。

「感情物質」セロトニンのはたらき

セロトニンは、脳を興奮させる伝達物質ではあるが、ノルアドレナリンやドーパミンとは異なり、落ち込んだ心を励ますと同時に、感情の爆発を抑えながら、心を穏やかにする「感

○ 不眠

○ 不安

○ イライラ

○ 神経性の気落ち

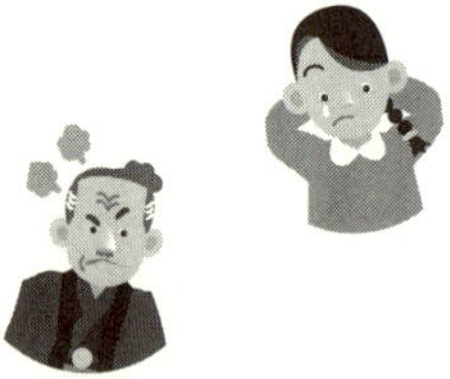

表：セロトニンレベルを高めるためにトリプトファンをとるべき症状

情物質」である。そして摂食障害や暴力行動の原因を探っていくと、セロトニン不足に行き着く。

セロトニンが感情を安定させるのにいかに大事かがわかる。このセロトニンをつくる唯一の原料が、必須アミノ酸のトリプトファンである。だから、不足しているセロトニンを補充すると、気分の落ち込みをすばやく改善し、不眠も解消される。

健康回復センター所長のジョアン・ラーソン博士は、彼女の著書の中で、オランダの研究者が、トリプトファン（夜二グラム）とビタミンB_6（一回二五ミリグラムを一日三回）を四週間服用することで、不安型うつ病を正常な状態にもどすのに成功したことを述べている。不安型うつ病は、不安と不眠をともなうタイプのうつ病のことで、セロトニンの一歩手前の物質であるトリプトファンの摂取で改善することが多い。

また、エリック・ブレーバーマン博士は、六グラムのトリプトファンの摂取が一五〇〜二五〇ミリグラムの抗うつ薬イミプラミンと同程度の効果があることを報告している。

それからセロトニンの総量では、男性が女性よりも五二パーセントも多い。このことは女性は、「感情物質」であるセロトニンの不足に男性よりも容易に陥りやすいこと、そして、女性がうつ病や摂食障害に男性よりもかかりやすい理由も説明してくれる。

セロトニンをつくるためにトリプトファンをとる

生体ではトリプトファンからセロトニンがつくられる。この変換には酵素や補酵素の協力が欠かせない。その補酵素が、ビタミンB_6とCである。

トリプトファンからはセロトニンができるだけでなく、ナイアシンもできる道がある。もし生体にナイアシンが不足すれば、あなたの摂取したトリプトファンからセロトニンではなく、ナイアシンが優先的につくられる。このため、毎日、ビタミンB群を摂取するのが望ましい。そうすれば、B_6とナイアシンが十分なので、摂取したトリプトファンが無駄なくセロトニンに変わる。

それから、B群の一つであるイノシトールも積極的にとりたい。イノシトールの抗うつ効果は確認されているが、それは、神経細胞でセロトニンの効果を高める物質に変換するからである。一九九五年、イスラエルにあるベンギリオン大教授のハイム・ベルマーカーは、二十八人のうつ病患者を対象に一日に十二グラムのイノシトールを一か月にわたって服用する二重盲検試験を行ない、イノシトールは副作用なしに抗うつ効果があることが確認されたと「アメリカ精神医学雑誌」に報告した。

実際に筆者が試してみたのだが、イノシトールの粉末は甘くておいしい。スプーン一杯半（四グラム）のイノシトールを一日三回とるとよいと論文に書かれている。

トリプトファンがセロトニンに変換されるには、血液‐脳関門を通過して脳内に入ることが絶対の条件である。しかし困ったことに、すべてのアミノ酸のなかでこの関門をもっとも通過しにくいのが、トリプトファンだ。

この生理学的なハードルを越える秘策は、トリプトファンを空腹のときに果物ジュースといっしょにとることだ。こういうことだ。果物ジュースに含まれる糖類によって血糖値が上がり、インスリンが放出される。このインスリンは、トリプトファンが血液‐脳関門を通過するのを助けるのである。だから、胃が空のときに、トリプトファンを果物ジュースといっしょにとれば、待望のセロトニンを補給できる。

トリプトファンを摂取する際の注意点

これまでに一日一〜六グラムのトリプトファンの摂取は、アメリカの分子整合精神医学者だけでなく、一般人にも、広く実践されてきた。トリプトファンは天然の物質であることに加え、生体に毒性をしめすレベルまで蓄積することはない。だから、トリプトファンは薬にくらべてかなり安全である。

しかし、トリプトファンを大量に摂取することで、つぎのような副作用が生じることがある。翌日に眠くなる、稀に突飛でへんてこな夢を見る、六十歳以上で血圧の高い人に血圧の上昇が見られる、稀に攻撃的になる。

攻撃的になるという副作用は稀に起こる。これは、トリプトファンをセロトニンに変換するのに必要なB_6とCなどの栄養素が不十分なときに発生しやすい。

それから、トリプトファンを服用してはいけない人、あるいは、服用に細心の注意を要する人がいる。以下の人たちだ。

○抗うつ薬としてＭＡＯ阻害剤を服用している人。もしそうなら、ＭＡＯ阻害剤を最後に服用してから十日間がすぎるまでは、トリプトファンをとってはならない。

○深刻な肝臓障害のある人。障害のある肝臓はトリプトファンや他のアミノ酸を適切に代謝できないからである。
○妊婦。最大一グラムまでトリプトファンを摂取してもよいが、この場合、医師の指導を受けること。
○抗うつ薬を服用している人。

抗うつ薬のSSRIを服用している人が、トリプトファンも摂取したいと提案してきた。SSRIとトリプファンを併用すると、脳内にセロトニンの大洪水が発生する。これは危険であるから、お勧めはできない。

ある人は、少量のSSRIとトリプトファンを併用して著しい効果を上げている。その人にピッタリあったSSRIとトリプトファンの服用量が得られたからである。しかし、あなたは、この実験や抗うつ薬とトリプトファンの組み合わせを試みてはならない。もしどうしても実験をしたいのであれば、医師の監視下においてすべきである。

○セロトニン不足によって発生したうつ病にとりたいサプリメント

①トリプトファン：一回二〇〇mgのトリプトファンを朝食前、昼食前、夕食前の一日三回摂取。
トリプトファンは空腹時に果物ジュースといっしょに摂取すること。

②ビタミンB群：一回二五mgのビタミンB群を朝食後と夕食後の一日二回摂取。

③ビタミンC：一回二〇〇mgのビタミンCを朝食後と夕食後の一日二回摂取。

④イノシトール：一回四gのイノシトールを朝食後、昼食後、夕食後の一日三回摂取。

セントジョーンズワートの効果

セロトニンの効果を高めることでうつ病を改善する論題から離れる前に、ＳＳＲＩと同じしくみで効果を発揮する天然の物質、セントジョーンズワート（和名、セイヨウオトギリソウ）について少し触れておこう。

ドイツでは医師の七〇パーセントが、うつ病の治療にセントジョーンズワートを優先的に処方している。一九九六年、ドイツにあるルドイックマキシミラン大教授のクラウス・リンデは、セントジョーンズワートの抗うつ効果を調べるために行われた、一千七百五十七人の患者が参加した総計二十三件の臨床試験のデータを分析・検証し、その結果を「イギリス医学雑誌」に発表した。

それによると、セントジョーンズワートの効果は、偽薬よりもはるかにすぐれ、アミトリプチリン、イミプラミン、プロザックなどの処方薬に少しも劣らなかった。しかも、これらの処方薬にくらべて、セントジョーンズワートは、効果は同程度であるが、安全性が高く、副作用が少ない点で勝っている。

セントジョーンズワートの有効成分はハイペリシンという物質で、セロトニンの再取り込みを妨げることで効果を現す点では、ＳＳＲＩと効くしくみは同じであるが、性欲の減退、暴力の発生、吐き気、不安などの副作用がない点でＳＳＲＩよりもすぐれている。

一般的には一回三〇〇ミリグラムのセントジョーンズワートを一日三回食間に摂取する。セントジョーンズワート九〇〇ミリグラム中には二～三ミリグラムのハイペリシンが含まれている。

ただし、もしあなたが抗うつ薬を服用しているのであれば、セントジョーンズワートを摂取してはいけない。まず最初に、抗うつ薬を中断することを医師に相談すべきである。

もしあなたがトリプトファンの摂取によるセロトニンの再装塡をしてもなお、うつ状態がつづくのであれば、セントジョーンズワートに代える前に、まず、前述した「感情を安定させる基礎フォーミュラ」を二週間試みることを勧める。

セントジョーンズワートは、ある神経細胞から放出されたセロトニンが、つぎの神経細胞に到着する前にそれを放出した神経細胞によってリサイクル（再取り込み）されるのを妨げることで効果を発揮する。したがって、脳内ではセロトニンが効率よく使われる。もしセントジョーンズワートを三週間服用しても、うつ病の改善が見られなかったら、セロトニンの枯渇以外でうつ病を発生させる生化学的な原因を追及するときである。

ノルアドレナリンをつくるためには

チロシンは、もう一つの必須アミノ酸で、ドーパミン、ノルアドレナリン、アドレナリンといったカテコールアミンと呼ばれる興奮性伝達物質をつくるのに欠かせない。

ドーパミン——いい気分にする「快感物質」で、ストレス状態でも忍耐力を与えてくれる。これが不足すると、買い物をしても、成果が出ても、喜びを感じられない状態になる。

ノルアドレナリンは、脳をスッキリ目ざめさせ、集中力と性欲を高める「覚醒物質」。

しかも、チロシンは甲状腺ホルモン、β‐エンドルフィン、エンケファリンの原料にもなっている。このアミノ酸はおもにチーズや肉に含まれ、うつ病には驚くべき効果を発揮する。ランセットやアメリカ精神医学会誌には、抗うつ薬が効かなかった患者の症状をチロシンが改善させたという論文がたくさん報告されている。

脳内でチロシンはノルアドレナリンに変換される。コカインの乱用によって気分がハイになるのは、コカインが神経細胞を刺激して、その末端からノルアドレナリンを放出させる一方で、セロトニンの放出を抑えることによる。セロトニンというブレーキが効かなくなることで、脳の神経細胞はノルアドレナリンが枯渇するまで放出をつづけるのである。そしてノルアドレナリンが枯渇したとき、コカイン中毒者は、極度の疲労、気落ち、イライラ状態に陥り、この苦しみから逃れようとコカインを必死に追い求める。これが渇望である。

コカイン中毒の禁断症状をやわらげるのに有効なのが、チロシンの大量摂取で、中毒者が深刻なうつ病にかかるのを防ぐ効果がある。この目的で使用される場合、チロシンの摂取は空腹時に一日、三～六グラムとなる。このときに、チロシンをノルアドレナリンに変換するのを確実にするために、ビタミンB_6とCの摂取も忘れずに。

○　無気力

○　疲労

○　睡眠の過多

○　やる気の消失

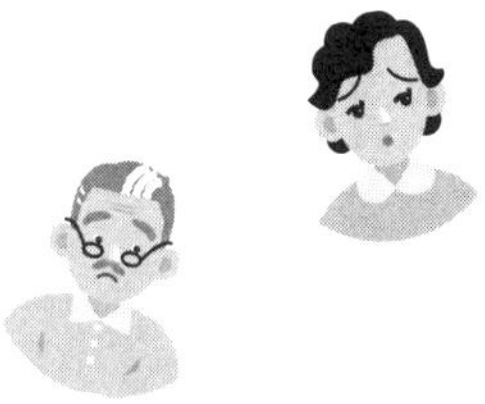

表：ノルアドレナリンレベルを高めるためにチロシンやフェニルアラニンをとるべき症状

また、チロシンの代わりにフェニルアラニンをとるのもよい。これも脳内でカテコールアミンに変換されるからだ。フェニルアラニンに高い抗うつ効果があることは、H・ベックマン教授をはじめ、ブレーバーマン博士、ラーソン博士などによる多くの研究によって実証ずみである。これは、フェニルアラニンが脳‐血液関門を自由に通過できること、しかもチロシンの原料であることを考えれば、驚くことではない。

うつ病の治療にフェニルアラニンがチロシンよりすぐれている点の一つは、脳内で〝フェニルエチルアミン〟という伝達物質に変換することである。フェニルエチルアミンは恋愛中に脳内でもっとも大量に放出されるため、「恋愛物質」とも呼ばれている。フェニルエチルアミンはチョコレートに含まれ、それ自体が脳を興奮させる効果があるが、これに加えて神経細胞を刺激してβ‐エンドルフィンという脳内麻薬を放出させて、満足感や陶酔感をもたらすと理解されている。

ある種のうつ病は、脳内のフェニルエチルアミンレベルが低いことが原因で発生するが、このタイプのうつ病にはチロシンが効かない。これに効くのは、フェニルアラニンだけである。どのタイプのうつ病かの判断が大事だが、それは試行錯誤をすればわかる。

フェニルアラニンを服用してみて、もし〝せき立てられる思い〟にかられるようであれば、フェニルエチルアミンレベルが十分であるから、チロシンに切り替えるとよい。

チロシンやフェニルアラニンを摂取する際の注意点

フェニルアラニンの摂取によって起こる、〝せき立てられる思い〟以外の副作用は、血圧を少し上げることだ。それから、フェニルアラニンの過剰摂取によって、頭痛、不眠、イライラも発生することがある。このため少量の摂取から服用をはじめるのがよい。

フェニルアラニンは一日に五〇〇〜一五〇〇ミリグラムを空腹時にとる。過剰摂取による症状は、頭痛、不眠、イライラ、〝せき立てられる思い〟である。

それから、チロシンやフェニルアラニンを服用してはいけない人、あるいは、服用に細心の注意を要する人がいる。以下の人たちだ。

○高血圧の人はチロシンもフェニルアラニンも摂取してはならない。もし摂取する場合、少量（一〇〇ミリグラム）からはじめ、用量を増やすにしたがって血圧の変化を追跡すべきである。

○抗うつ薬としてMAO阻害剤を服用している人は、チロシンもフェニルアラニンもとってはならない。

○肝臓障害のある人は、チロシンもフェニルアラニンもとってはならない。

○医師が承認するか、監督する場合を除き、妊婦はチロシンもフェニルアラニンもとってはならない。

○フェニルケトン尿症の患者はフェニルアラニンをとってはならない。

○統合失調症者は、チロシンもフェニルアラニンもとってはならない。

○深刻な病気の治療を受けている人は、これらのアミノ酸を摂取する前に医師に相談すべきである。

○ノルアドレナリン不足によって発生したうつ病にとりたいサプリメント

①フェニルアラニン：一回二〇〇mgのフェニルアラニンを朝食前、昼食前、夕食前の一日三回摂取。または②チロシンを摂取するとよい。

②チロシン：一回二〇〇mgのチロシンを朝食前、昼食前、夕食前の一日三回摂取。フェニルアラニンやチロシンは空腹時に摂取する。

③ビタミンB_6：一回一五mgのビタミンB_6を朝食後と夕食後の一日二回摂取。

④ビタミンC：一回二〇〇mgのビタミンCを朝食後と夕食後の一日二回摂取。

脳内の必須脂肪酸の不足が原因で発生するうつ病

神経細胞からセロトニンやノルアドレナリンが適切な量だけ放出され、それが隣接する神経細胞の受容体に受け取ってもらうことによって、わたしたちの心の平安や感情の安定が保たれ正常でいられ、うつ病にかからずにすむことは理解できた。

神経細胞と神経細胞の間のコミュニケーションは伝達物質が担っているのだが、十分な量の必須脂肪酸が神経細胞になければ、膜の柔軟性が低くなってしまうため、受容体が伝達物質やビタミンを十分に受け取ることができない。こうして脳が興奮不足に陥り、うつ病が発生する。この場合、不足している必須脂肪酸を十分に補えば、うつ病が治る。そんな青年の一人がピーターだ。

ピーターは二十年間、悲しい思いで毎日を送っていた。もちろん彼は多くの抗うつ薬を試みたが、どれも効果がなかった。心にのしかかる重しを取り除こうと、カフェインを断ち、一日二箱も吸っていたタバコもきっぱりやめた。それでも、うつ病はまったく改善しなかった。彼はすっかり希望を失っていた。

ピーターの父は一生うつ病で、しばしば自殺を口走ったというし、彼の母の二人の兄弟もうつ病に苦しんでいる。家系を見ると、彼がうつ病にかかるのは不思議ではない。

彼のトリグリセリドとコレステロールレベルはどちらも正常値の二倍もあり、その一方、必須脂肪酸レベルはかなり低かった。彼は、トリグリセリドとコレステロールを下げる薬を処方されていたが、服用しないことを決め、その代わり、分子整合精神医学の専門医を訪ねた。

この医師はこう指導した。魚をたくさん食べ、ＥＰＡ（エイコサペンタエン酸）をサプリメントから摂取して、オメガ3脂肪酸を再装填する食事に切り替えること、そして、脳に十分な量のプロスタグランジンE_1を供給するために、その原料となるGLA（γ-リノレン酸）も摂取すること。ピーターはこれを忠実に実行した。

それから五週間後、彼の人生に影のようにまとわりついていた、うつ病が消えた。しかも七キログラムも体重が減った。彼のトリグリセリドレベルは四〇五から一一〇、コレステロールレベルは三二五から一七〇に低下した。

脂肪は脳で大事なはたらきをしている

脳の六〇パーセントは脂肪で構成されているので、気分や行動をコントロールする脳のはたらき具合は摂取する脂肪の種類と量に大きく左右される。ピーターの脳は、必須脂肪酸のオメガ3脂肪酸が不足していたため、興奮が足りなかったのである。車の運転にたとえると、アクセルがうまくはたらかず、車のスピードが出ないノロノロ運転の状態だった。

そのうえ、異常に高いレベルのトリグリセリドとコレステロールが凝集して、血液をドロドロにしていたため、血液が流れにくく、酸素と栄養素が細胞に円滑に送り届けられていなかったのである。

一九九三年、オハイオ州にあるユダヤ病院のチャールズ・グルエック博士は、高脂血症患者にうつ病を発生させる唯一の原因は、トリグリセリドとコレステロールが高いことであることを発見した。彼は、「生物学的精神医学」という雑誌でこう述べている。「うつ状態にある高脂血症患者では、トリグリセリドレベルを下げれば下げるほど、うつ状態は改善される」。

やっぱり「脂肪が悪い」と早合点してもらっては困る。脳内での脂肪のはたらきは、神経細胞やグリア細胞の「膜」をつくることである。もう一つのはたらきは、神経細胞の伸びた部分を軸索《じくさく》というが、この軸索を特別に厚い膜で包みこむことである。これをミエリン鞘《しょう》といい、その脂肪量は八〇パーセントに達している。

軸索をミエリン鞘で包むのは、軸索を伝わる情報（電気シグナル）を脂肪で絶縁し外部に漏れることを防ぐためである。だからもし脂肪が不足すると、ミエリン鞘が薄くなるので、電気シグナルは漏電《ろうでん》する。そうなると、情報の伝達が遅くなるから、頭の回転が鈍くなる。

コレステロールは、細胞の膜の内部をつくるのになくてはならない成分であるばかりか、テストステロン（男性ホルモン）、エストロゲン（女性ホルモン）、コルチゾールなどの重要なホルモンの生産に欠かせない物質でもある。

脂肪は、わたしたちが生きるのに不可欠の物質であって、悪者扱いするのは大間違いである。脂肪が身体に悪いと誤解されたのは、アメリカ人に肥満と虚血性心疾患が多発していて、この元凶に脂肪が名指しされたからである。彼らが太るのは、単に摂取エネルギーが消費エネルギーを上回っているからである。

彼らのカロリー摂取量は尋常ではない。彼らは、一日に三〇〇〇キロカロリー近くもとっているのである。ふつうの生活をしていて一日に三〇〇〇キロカロリーも消費するのは並大抵のことではないから、太るのは当たり前なのである。

アメリカでは脂肪が危険であるという誤った考えが「アメリカ心臓協会」という権威ある団体やマスコミによって声高に叫ばれ、脂肪の代わりに糖類を摂取することがもてはやされた。しかし、皮肉にも、こうして砂糖と精製したデンプンのとりすぎによって肥満を招く結果となった。

トランス型脂肪酸は脳にとって最悪の脂肪酸である

植物油ということでリノール酸がもてはやされたように、動物性のバターやラードの代わりに、マーガリンが善玉の固形油脂とされてきた。しかしこれが見当違いだった。バターより安い、日持ちがよい、太らない、という利点を誇ったマーガリンが、じつは、現代の食事のなかで脳に対する本当の悪玉ということが判明したのだから、皮肉というほかない。

マーガリンは、リノール酸など常温で液体の不飽和脂肪酸に水素を添加して加工し、固形にしたものだ。水素添加によって脂肪の腐敗が遅れるため、商品が長もちする利点がある。

天然の脂肪酸はシス型だが、これが水素を添加したときに、一部分、トランス型に変化する。天然の脂肪酸に水素添加してできた人工の「トランス型脂肪酸」を多く含む食物はこうだ。

マーガリン、ショートニング、マヨネーズ、ケーキ、クラッカー、ポテトチップス、トルティーヤチップ（メキシコ料理の「タコス」などに用いられる小麦粉の丸い薄焼き）、サラダドレッシング（オリーブ油を除く）、フレンチフライ、チキンナゲット、シュークリームなど。

トランス型のいけない点は、トランス型には酵素がうまくはたらかないから、本来の脂肪酸の持っている役割がはたせないことにある。脂肪酸の役割とは、効率のよいエネルギー源になること、神経細胞の膜になること、ステロイドホルモンの原料になること、脂溶性ビタミン（A、D、E）の吸収を助けることである。

いずれも重要なものばかりであるが、このような機能を持たないトランス型がたくさん混ざれば、脳がうまく機能しないのは明らかだ。

マーガリン、ショートニング、マヨネーズに使用される油に代表されるトランス型脂肪酸は、脳のはたらきを低下させるから、極力、摂取を控えねばならない。

それには、食品表示をよく読むこと。「部分的に水素添加」などという記述が見つかれば、その食品には脳に対する本当の悪玉が含まれていることを意味する。

脳によい脂肪

脳によい脂肪は抗うつ病のところでも述べた、DHAやEPAなどの魚油（オメガ3脂肪酸）である。この魚油が神経細胞の膜の成分となっていれば、膜が柔らかいから、受容体の形をうまく整えることで、伝達物質、ブドウ糖、ホルモン、ビタミンなどさまざまな物質を捕らえるのを助けることができる。

それから、プロスタグランジンには、炎症を発生させるもの（炎症系プロスタグランジン、PGE_2）と、うつ病や炎症を抑えるもの（抗うつ系プロスタグランジン、PGE_1）がある。そしてGLAは、抗うつ系プロスタグランジンであるPGE_1の原料になっている。モントリオールにある革新的医療研究所のデービッド・ホロビン博士は、GLAのはたらきを「必須脂肪酸の臨床的応用」と著書で解説している。

　これにヒントを得た健康回復センターのラーソン博士は、深刻なうつ病者がＧＬＡをとることで二週間以内で回復した例を報告している。先天的に天然の抗うつ薬であるＰＧE_1を脳内で十分につくれない人がいる。このような人は、スコットランド人、アイルランド人、スカンジナビア人、アメリカインディアンに見つかっているが、日本人についてのデータはまだない。

○脳内の必須脂肪酸の不足が原因で発生するうつ病にとりたいサプリメント

①オメガ3脂肪酸：一回五ミリリットル（五ｇ）のオメガ3脂肪酸を一日二回摂取。
②ビタミンB_6：一回一五mgのビタミンB_6を朝食後と夕食後の一日二回摂取。
③ナイアシンアミド：一回二〇〇mgのナイアシンアミドを朝食後と夕食後の一日二回摂取。
④ビタミンC：一回二〇〇mgのビタミンCを朝食後と夕食後の一日二回摂取。

ビタミンとミネラルの不足が原因で発生するうつ病

脳に栄養素が不足したときには、うつ病、不安障害、怒りなどの症状が現れる。しかし不幸なことに、ビタミンやミネラルの不足とこれらの心の病との関係は多くの場合、見すごされている。つぎに、このような例を紹介する。

ジミーは二十五歳の青年だが、シェルター（避難施設）生活や路上生活を十七歳からくり返していた。彼は、重いうつ病であったが、時には、相手に向かって荒々しく叫び、罵声を浴びせた。ジミーのただ一人の兄は交通事故で死んだ。彼の父はジミーを助けようと、家に呼び寄せようとしたが、彼の感情と行動がおさまらなかったので、それもかなわなかった。

そこでジミーの父は彼をともなって「分子整合精神治療」を実践するクリニックを訪ねた。ここでも彼は、あまりの怒りのために、行動をコントロールできなくなっていた。クリニックのスタッフが院長にジミーを送り返そうとまで言い出すほどであった。

そうするうちに、待ちに待った彼の血液検査の結果が出た。その結果は、栄養素全般にわたる極端な不足であった。そこで、点滴と口からビタミンB群とミネラルを与えつづけた。するとゆっくりと、彼の涙と怒りは消え、そこには心やさしく、ユーモア感覚のある青年が現れた。

多くの生活習慣の変化によって彼はうつ病から回復したのだが、最大の要因の一つは、ビタミンB群とミネラルを摂取したことである。それから、数週間たち、ジミーはクリニックを後にし元気に家路に向かった。

ジミーの例からもわかるように、うつ病と戦うには、脳の栄養素を十分に摂取することが欠かせない。では、どんな栄養素がどれほどはたらいているのだろうか、それを見ていこう。

ビタミンB群の不足

ビタミンB群は、心を平安にし、感情を安定させるのに欠かせない栄養素である。B群は水溶性であるため、体内に貯蔵できないから、毎日の食事をとおしてとらねばならない。しかもB群は、砂糖、精製されたデンプン、ニコチン、カフェイン、アルコールの摂取によって消費されるから、油断すればすぐに不足してしまう。

B群とうつ病の関係についての最近の発見は以下のとおりである。

○B_1（チアミン）不足は、うつ病やイライラの引き金になるだけでなく、神経症や心臓病の原因にもなっている。
○B_2（リボフラビン）不足で、うつ病が発症したり、症状が悪化することはよく知られている。たとえば、イギリス国立精神研究所のM・W・カーニー教授は、精神病院に入院した百七十二人を調査したところ、その五三パーセントがB_1、B_2またはB_6が不足していたことを「イギリス精神医学雑誌」に発表した。
○ナイアシン不足は、うつ病、不安障害、心配、疲労を発生させる。
○パントテン酸不足によって、うつ病、不安障害、それから慢性のストレスを発生させる。パントテン酸はホルモン、アミノ酸、伝達物質の生産に必須である。
○B_6（ピリドキシン）不足は、セロトニン、ノルアドレナリン、アドレナリンなど抗うつ性の伝達物質の生産に必須だから、不足によって気持が落ちこんでしまう。
○B_{12}や葉酸の不足によってうつ病が発生する。

すべてのビタミンB群は水溶性なので、生体に蓄積することがない。というのは必要以上に摂取されたB群は尿といっしょに排泄されるからである。このため、過剰摂取による健康上の被害はない。

ミネラルの不足

ミネラルは心の平安と感情の安定に欠かせない。

マグネシウム不足でうつ病が発生することが一九七三年の「アメリカ医学会誌」に掲載された。そしてカルシウム不足は中枢神経系の健全なはたらきを妨げ、うつ病、イライラ、心配を起こす。亜鉛不足は人を無感動で無気力にする。脳内の亜鉛レベルが低下すると、銅が有毒なレベルにまで上昇し、恐れやパラノイアを発生させる。

それからうつ病と思ったら、じつは鉄不足だったということが多い。うつ病以外の鉄不足の症状は、身体に力が入らない、疲弊《ひへい》、食欲減退、頭痛などである。

ビタミンB群とCを適切に利用するのに欠かせないのが、マンガンだ。しかもマンガンはアミノ酸の生産にもかかわっているため、不足するとセロトニンやノルアドレナリンといった抗うつ性の伝達物質の生産が不十分になり、うつ病が発生する。

マンガンは、血糖値を安定化させ、低血糖によってムードスイングが起こるのを防いでいる。

○ビタミンとミネラルの不足によって発生したうつ病にとりたいサプリメント

第一章末で紹介した感情を安定させる基礎フォーミュラにしたがって摂取するとよい。

低血糖、または砂糖の過剰摂取が原因で発生するうつ病

低血糖は、脳の適切な活動のために利用できるブドウ糖が少なすぎるということである。なぜ、低血糖になるかというと、砂糖や精製されたデンプンを多く含んだジャンクフードの食べすぎ、カフェイン、ニコチンの大量摂取によって高まりすぎた血糖値を下げるために大量のインスリンが放出された結果である。

フロリダ州の医師ステフェン・ジーランドは、一二〇〇人の低血糖症者の症状を分析し、その八六パーセントにうつ病が発生していることを報告している。そこで、うつ病者の脳をPET（陽電子放出断層撮影法）で調べてみると、確かに、ブドウ糖の代謝が低下していることが判明している。

低血糖症の症状は、神経質、イライラ、消耗、気落ち、めまい、眠気、忘れやすい、不眠

症、継続的な不安、心臓のドキドキなどで、このどれもがうつ病の症状と共通である。

　もしあなたが、うつ病の原因が低血糖症であると疑いを持ったならば、第二章をよく読んでほしい。そして、高ＧＩ食品を避け、低ＧＩ食品を中心の食事にし、低血糖症にとりたいサプリメントをとれば、うつ病の原因となっていた低血糖症が改善されるから、うつ病から脱却できるだろう。

おわりに

わたしたちは毎日さまざまな出来事に遭遇する。これにうまく対処するには、きちんと考え、判断しなければならない。それには、心の平安と感情の安定が欠かせない。心は脳のはたらきによって発生する。

脳のしくみを車にたとえれば、ブレーキとアクセルを操作することによって車のスピードがコントロールされるように、脳を「興奮させる伝達物質」と「抑制する伝達物質」との微妙なバランスによって、脳の興奮状態が適度に保たれている。そして車のガソリンに相当するのが、脳の唯一のエネルギー源であるブドウ糖だ。

良質のガソリンとは、脳にブドウ糖を安定的に供給する未精製デンプンを大量に含んだ、玄米御飯、ライ麦パン、サツマイモ、豆類、野菜類、海藻類などだ。これらの低GI食品を食べることで、脳の快適運転の第一条件が満たされる。

「興奮させる伝達物質」はアクセル、この反対に、「抑制する伝達物質」はブレーキに相当する。両方の物質を過不足なくとることが、脳の快適運転の第二条件である。

もしどちらが過不足になれば、車のスピードが出過ぎたり、その反対にノロノロ運転になってしまう。これでは、脳の興奮状態が定まらないから、不安、パニック、うつ病、ムードスイング（気分の激変）など、心の病が発生する。

心の病は、ブドウ糖が安定的に供給されないか、脳内物質のインバランスによって発生する。これを正しい食事と栄養素の供給によって是正すれば、心の病は治る。

本書で紹介した治療法は、アメリカやイギリスで「分子整合精神医学」を採用する医師たちが実行しているものである。筆者は、脳と身体を最適状態にする栄養素を研究し、ビタミン、ミネラル、必須脂肪酸、薬草を摂取し、みずから「分子整合医学」を実践する。そして、週三回の水泳と月一～二回の卓球を楽しむことで、快眠・休養を得ている。快調に執筆をつづけられるのも、このおかげと思っている。

ここで一点、注意しておきたことがある。それは、脳を快適に運転するには、正しい栄養素を摂取するだけでは不十分であるということだ。これに加えて、運動と休養をとることも忘れないでほしい。少なくとも、一日三十分間の歩行を週五日は実践したいものである。これが、脳の快適運転の第三条件である。

また、心の病んでいる人は、気力も体力も不足ぎみで、思うようにできないことがある。たとえば、大きめの錠剤をハンマーなどで小さく砕く気力さえ湧いてこないことがある。この場合、無理をせず、正しい食生活を心がけ、少しずつ身体を動かし、体力の回復を待って、サプリメントを服用するとよい。

本書で、二十一世紀の新しい精神医療の進むべき方向をしめしたつもりである。

主要参考文献

1. Encyclopedia of Nutritional Supplements, M.T.Murray, Prima Publishing (1996).
2. Depression-Free, Naturally, Joan Matthews Larson, The Ballantine Publishing Group (1999).
3. Herbs for the Mind, J.R.T.Davidson, K.M. Connor, The Gilford Press (2000).
4. The Healing Nutrients Within, Eric R. Braverman, Basic Health Publications (2003).
5. Body Composition, Energy Utilization, and Nitrogen Metabolism with a 4.25 MJ/d Low-Energy Diet Supplemented With Pyruvate. R.T. Stanko, et all., Am J Clin Nutr. 1992; 56:630-635.
6. Plasma Lipid Concentrations in Hyperlipidemic Patients Consuming a High-fat Diet Supplemented with Pyruvate for 6 Weeks. R.T. Stanko, et all., Am J Clin Nutr. 56:950-954 (1992).
7. The Effects of Pyruvate Supplementation on Body Composition in Overweight Individuals. D. Kalman et al., Nutrition. 15:337-340 (1999).
8. A Double-blind Controlled Trial of Inositol Treatment of Depression. J. Levine et al., American Journal of Psychiatry 152:792-794 (1995).
9. Nutritional Studies in a Mental Hospital, Z.A. Leitner, Lancet, 1, 565-567 (1956).
10. Ascorbic Acid in Chronic Psychiatric Patients: A Controlled Trial, British Journal of Psychiatry, 109, 294-299 (1963).
11. Plasma Vanadium Concentration in Manic-Depressive Illness, D.A. Dick, et al., Journal of Psysiology 27, 310 (1981).
12. Vanadium, Vitamin C and Depression, Nutritional Review 40, No.10293-295, Quoted in M.R. Werbach, Nutrional Influenceces on Menral Illness: A Sourcebook of Clinical Research (Tarzana, CA:Third Line Press).
13. Examining Antidepressant Effectiveness: Findings, Ambiguities and Some Vexing Puzzles, The Limit of Biological Treatments of Psychological Distress, Roger Greenberg and Seymour Fosher (Hillsdale, NJ:1989),1-37.
14. Tyrosine For the Treatment of Depression, A. Gelenberg, et al., American Journal of Psychiatry 137, no. 5, 622-623 (1980).
15. Tyrosin in Depression, I. Goldberg, Lancet 2 364 (1980).
16. Phenylalanine Versus Imipramine: A Double-Blind Controlled Study, H. Beckman, et al., Archives fur Psychiatre und Nerven Krankheiten 227 49-58 (1979).
17. Phenylalanine in Affecive Disorders, H. Beckman, Advanced Biological Psychiatry 10, 137-147 (1983).

18. Improvement in Symptoms of Depression and in an Index of Life Stressors Accompanying Treatment of Severe Hypertriglyceridemia, C.J. Glueck et al., Biological Psychiatry 34, no. 4, 240-252 (1993).
19. Clinical Uses of Essential Fatty Acids, David Horrobin (Montreal: Eden Press, 1982).
20. Thiamine, Riboflavin and Pyridoxine Deficiency in Psychiatric Inpatients. M.W. Carney et al., British Journal of Psychiatry 141, 271-272 (1982).
21. Hypomagnesemia: Physical and Psychiatric Symptoms, Journal of American Medical Association 224, no. 13, 1749-1751 (1973).
22. 「低血糖症証治療の手引」柏崎良子、ヨーゼフサプリ（2004）
23. 「メンタルヘルスと栄養」、パトリック・ホルフォード著、大沢博訳、ブレーン出版（1999）
24. 「精神疾患と栄養」カール・ファイファー、パトリック・ホルフォード著、大沢博訳、ブレーン出版（1999）
25. 「太りゆく人類」エレン・ラペル・シェル著、栗木さつき訳、早川書房（2003）
26. 「最新　薬理学」、藤野澄子、斎藤秀哉、菅野盛夫　編、講談社（1988）
27. 「金属は人体になぜ必要か」、桜井弘、講談社ブルーバックス（1996）

著者によるおもなライフサイエンス図書

1. 「がんとＤＮＡ」講談社ブルーバックス（1997）
2. 「遺伝子技術とクローン」日本実業出版社（1998）
3. 「バクテリアのはなし」日本実業出版社（1999）
4. 「脳と心をあやつる物質」講談社ブルーバックス（1999）
5. 「ウイルスと感染のしくみ」日本実業出版社（2001）
6. 「一目でわかるゲノムビジネスの最新常識」日本実業出版社（2001）
7. 「脳の健康」講談社ブルーバックス（2002）
8. 「生化学超入門」日本実業出版社（2002）
9. 「知らないと危ない！　サプリメントの利用法と落とし穴」講談社プラスアルファ文庫（2003）
10. 「免疫と自然治癒力のしくみ」日本実業出版社（2004）
11. 「遺伝子と病気のしくみ」日本実業出版社（2004）
12. 「脳がめざめる食事」文藝春秋（2004）

「検査・クリニック」

〈毛髪からのミネラルの検査〉
ら・べるびい予防医学研究所
〒103-0006
東京都中央区日本橋富沢町8-4　イワサキ第一ビル
問合せ先 0120-117-424（03-5614-2711）
http://www.lbv.jp

〈分子整合医学を実践するクリニック〉
新宿溝口クリニック
〒160-0022
東京都新宿区新宿3-12-7　小守ビル1階
TEL 03-3350-8988
FAX 03-3350-6998
http://www.shinjuku-clinic.jp/

マリヤ・クリニック
〒263-0043
千葉市稲毛区小仲台6-12-16グランドウインズII-1F
TEL 043-287-2624
FAX 043-287-2610
http://www.mariyaclinic.jp/

笹塚クリニック
〒151-0073
東京都渋谷区笹塚1-52-6（2F）
TEL 03-3377-1254
FAX 03-3377-1616
http://www.sasazuka-cl.com/information/index.html

〈参考となるインターネットのサイト〉
ただし、ここに挙げられているリンクは出版時点のもので、後には提供されない場合があることをご了承ください。

分子整合医学のホームページ
http://www.orthomed.org/

分子整合医学雑誌(The Journal of Orthomolecular Medicine)のホームページ
http://www.orthomed.org/jom/jom.htm
http://www.alternative-doctor.com/nutritioncentre/depression.html

〈サプリメントの入手先〉
国内、国外のメーカーや問屋から良質のサプリメントが入手できる。国内では、アサヒビール薬品、味の素、大塚製薬、キッコーマン、キリンビール、サントリー、大正製薬、武田薬品工業、ツムラ、DHC、ファンケル、森永製菓、ロート製薬など。国外からの入手先で優良なものを以下にあげる。

アイハーブ
http://www.iherb.com/store.html

ボタニックチョイス
http://www.botanicchoice.com/

ネーチャーメイド
http://www.naturemade.com/

グレートアース
http://www.greatearth.com/

索引

PHP新書
PHP INTERFACE
http://www.php.co.jp/

生田　哲［いくた・さとし］

一九五五年北海道・函館生まれ。東京薬科大卒業。シティオブホープ研究所、カリフォルニア大学ロサンゼルス校（UCLA）などの博士研究員を経てイリノイ工科大学助教授（化学科）。薬学博士。アメリカで遺伝子の構造やドラッグデザインをテーマに研究生活を送る。現在は日本で精神や心のはたらきを物質レベルで解析し、脳と身体を最適状態にする栄養素を研究する。一九九九年の著作『脳と心をあやつる物質』（講談社ブルーバックス）では、心の病と伝達物質を関係づける統一理論を提示した。著書に、『脳の健康』『知らないと危ない！サプリメントの利用法と落とし穴』（以上、講談社）、『免疫と自然治癒力のしくみ』（日本実業出版社）、『脳がめざめる食事』（文藝春秋）など多数。

心の病は食事で治す（PHP新書336）

二〇〇五年三月　四日　第一版第一刷
二〇〇八年十月十五日　第一版第九刷

著者――生田　哲
発行者――江口克彦
発行所――PHP研究所
東京本部――〒102-8331 千代田区三番町3-10
新書出版部 ☎03-3239-6298（編集）
普及一部 ☎03-3239-6233（販売）
京都本部――〒601-8411 京都市南区西九条北ノ内町11
組版――朝日メディアインターナショナル株式会社
装幀者――芦澤泰偉＋野津明子
印刷所
製本所――図書印刷株式会社

ISBN4-569-64073-7

PHP新書刊行にあたって

「繁栄を通じて平和と幸福を」(PEACE and HAPPINESS through PROSPERITY)の願いのもと、PHP研究所が創設されて今年で五十周年を迎えます。その歩みは、日本人が先の戦争を乗り越え、並々ならぬ努力を続けて、今日の繁栄を築き上げてきた軌跡に重なります。

しかし、平和で豊かな生活を手にした現在、多くの日本人は、自分が何のために生きているのか、どのように生きていきたいのかを、見失いつつあるように思われます。そして、その間にも、日本国内や世界のみならず地球規模での大きな変化が日々生起し、解決すべき問題となって私たちのもとに押し寄せてきます。

このような時代に人生の確かな価値を見出し、生きる喜びに満ちあふれた社会を実現するために、いま何が求められているのでしょうか。それは、先達が培ってきた知恵を紡ぎ直すこと、その上で自分たち一人一人がおかれた現実と進むべき未来について丹念に考えていくこと以外にはありません。

その営みは、単なる知識に終わらない深い思索へ、そしてよく生きるための哲学への旅でもあります。弊所が創設五十周年を迎えましたのを機に、PHP新書を創刊し、この新たな旅を読者と共に歩んでいきたいと思っています。多くの読者の共感と支援を心よりお願いいたします。

一九九六年十月

PHP研究所